EDUCAÇÃO PARA A MORTE

PROCESSOS AUTODESTRUTIVOS X BEM-ESTAR

EDUCAÇÃO PARA A MORTE

ÉTICA, BIOÉTICA, MÍDIA E COMUNICAÇÃO

Karina Okajima Fukumitsu (Organizadora)

VOLUME 1

Phorte editora

São Paulo, 2021

Educação para a morte: ética, bioética, mídia e comunicação

Rua Rui Barbosa, 408
CEP: 01326-010
Bela Vista – São Paulo – SP
Tel.: (11) 3141-1033
Site: www.phorte.com.br
E-mail: phorte@phorte.com.br

CIP-BRASIL. CATALOGAÇÃO NA PUBLICAÇÃO
SINDICATO NACIONAL DOS EDITORES DE LIVROS, RJ

E26

Educação para a morte : ética, bioética, mídia e comunicação / organização Karina Okajima Fukumitsu. - 1. ed. - São Paulo : Phorte, 2021.
200 p. ; 21 cm. (Processos autodestrutivos x bem-estar ; 1)

Inclui bibliografia
ISBN 978-65-990174-9-0 (coleção)
ISBN 978-65-88868-00-3 (volume 1)

1. Suicídio. 2. Transtornos mentais. 3. Suicídio - Prevenção. I. Fukumitsu, Karina Okajima. II. Série.

20-67081 CDD: 616.85844
CDU: 616.89-008.441.44

Meri Gleice Rodrigues de Souza - Bibliotecária - CRB-7/6439
ph2470.1

Este livro foi avaliado e aprovado pelo Conselho Editorial da Phorte Editora.

Impresso no Brasil
Printed in Brazil

Para Yooko Okajima, minha amada mãe,
mulher guerreira que, em virtude de seu sofrimento,
direcionou-me para a trilha do acolhimento
e da saúde existencial.

Agradecimentos

À vida e que seja eterna enquanto dure.

A todos que lutam, inovam suas formas de enfrentar as adversidades e que buscam serenar seus corações, acreditando que se tem vida, tem jeito.

Aos autores, professores da pós-graduação em Suicidologia e que se tornaram parceiros na prática diária da prevenção dos processos autodestrutivos, da posvenção e do acolhimento à vida.

Apresentação da coleção

A coleção *Processos Autodestrutivos x Bem-estar* teve sua origem na constatação da carência brasileira quanto ao investimento em pesquisa e aos cuidados para com quem apresenta comportamento autodestrutivo. É escasso, se não raro, o material bibliográfico sobre a temática. Ainda a carência é observada na atuação diante dos comportamentos autodestrutivos. Direcionam-se as pessoas que se autolesionam ou que tentam o suicídio para psicoterapia e serviços de saúde, porém, existem pouquíssimos profissionais habilitados para lidar com os processos autodestrutivos, bem como com o processo de luto por suicídio. É necessário, portanto, ampliarmos as possibilidades para lidar com uma preocupação nacional que acomete diversos brasileiros: o aumento expressivo de pessoas que apresentam comportamentos relacionados a violências autoprovocadas e o crescimento dos números de suicídios. Por esse motivo, a coleção tem o propósito de estender a proposta que iniciei quando da publicação do livro *Programa RAISE: gerenciamento de crises, prevenção e posvenção do suicídio em escola*, pela Phorte Editora, em 2019. Nesse sentido, tanto a coleção *Processos Autodestrutivos x Bem-estar* quanto os eventos fazem parte do programa RAISE e, por esse motivo, justificamos a utilização do mesmo logo: a flor de lótus com *tsuru*. Dessa forma, cada volume estará em congruência com os eventos organizados, ou seja, cada evento e cada volume terão o mesmo logo (flor de lótus e *tsuru*), mas receberão cores e tons diferentes. Assim, seremos coerentes com a harmonização entre educação, ensino, pesquisa e inovação social.

A arte criada por Cybele, intitulada por mim de *Da flor de lótus floresce esperança*, representa a ideia de que é possível extrair esperança a partir do momento em que superamos as adversidades.

> A flor de lótus é uma planta que nasce e vive em lagoas doces ou em rios rasos. É símbolo de superação, pois, apesar de fechar-se durante a noite e voltar às profundidades lamacentas, todas as manhãs desperta parecendo renovada e pura. Ela acorda limpa, sem a lama que a embalou durante a noite, e se movimentando com o balançar do vento e das ondas.
>
> O *tsuru* (*origami* do pássaro da esperança) alude à crença japonesa de que quem dobrar mil *tsuru* terá seu desejo realizado. Sadako Sasaki, uma menina de 12 anos, é a protagonista dessa história quando foi acometida pela leucemia, escrevendo nas asas de cada *tsuru*: "Escreverei paz em suas asas, e vocês voarão pelo mundo inteiro". Mas, em 1955, ela morreu e, após sua morte, foi criado, em 1958, no epicentro onde a bomba de Hiroshima explodiu, o *Monumento das Crianças à Paz*. Em múltiplas cores, a esperança se faz presente para que, cada vez mais, possamos acolher o sofrimento existencial. Esta é a proposta deste livro: ampliar a conscientização da sociedade brasileira para que cuidemos da prevenção e da posvenção do suicídio.[1]

A preocupação nacional foi minha luta diária para incentivar as lides acadêmicas a falarem sobre o assunto. Desde 1993, quando obtive a graduação em Psicologia, direcionei meus estudos para as temáticas da suicidologia, dos processos autodestrutivos e do luto. Concluí mestrado, doutorado e pós-doutorado articulando as temáticas supramencionadas com o único objetivo de promover o desenvolvimento de planos interventivos para acolher pessoas em sofrimento existencial. Os maiores desafios que enfrento como pesquisadora da área relacionada com morte, morrer, suicídio e processo de luto são o preconceito, o desrespeito e o desprezo para com quem se encontra em intenso sofrimento, chegando ao ponto de se autodestruir. Nesse

[1] Fukumitsu, K. O. *Programa RAISE*: gerenciamento de crises, prevenção e posvenção do suicídio em escolas. São Paulo: Phorte, 2019.

sentido, quando propus o projeto à Phorte Editora, tive como objetivo que a coleção se tornasse fonte de pesquisas em instituições formadoras de profissionais da saúde e da educação que pretendem investir na discussão ética e bioética, bem como no desenvolvimento de ações para a valorização da vida, o bem-estar biopsicossocial, a prevenção dos processos autodestrutivos e o acolhimento do processo de luto. Portanto, o público a que se destina esta coleção é composto de estudantes das áreas da saúde e da educação, especialistas e estudantes de cursos de especialização/aperfeiçoamento e profissionais cujo enfoque são o aprofundamento da compreensão e o manejo de algumas situações que causam intenso sofrimento para o ser humano.

Os autores são professores da pós-graduação em Suicidologia: Prevenção e Posvenção, Processos Autodestrutivos e Luto da Universidade Municipal de São Caetano do Sul. São profissionais que abrilhantaram a coleção com a vasta experiência nas temáticas apresentadas nesta obra organizada de forma tão amorosa.

Serão vários os temas abordados nesta coleção. Não poderia ser diferente, considerando a complexidade das circunstâncias que levam uma pessoa a se autodestruir. Trataremos, no primeiro volume, do tema *Educação para a morte: ética, bioética, mídia e comunicação*. No segundo volume, ampliaremos o entendimento sobre *Estresse pós-traumático, processo autodestrutivo, adoecimento autoimune e autolesão não suicida*. O terceiro volume será direcionado para a compreensão de *Suicídios e ações que transformam a vida*. O tema do volume 4 será *Processo de luto, luto por suicídio e posvenção* e, para finalizar, apresentaremos a necessidade de se incluírem *Práticas integrativas de acolhimento* em qualquer trabalho que se dedique à prevenção de processos autodestrutivos e ao acolhimento do sofrimento existencial.

A lida dos processos autodestrutivos deve ser respeitosa, suspendendo-se os julgamentos e conceitos prévios, e, sobretudo, precisa buscar práticas que promovam o bem-estar de forma integrativa.

O convite se direciona para que possamos sair da relação verticalizada, que define serem apenas os profissionais da saúde e da educação os detentores do saber a respeito do que pode ser benéfico no acolhimento da pessoa em sofrimento. Zelo é dever e direito de todo cidadão. Agindo juntos, construímos em comunhão um saber sobre o que significa bem-estar para cada pessoa.

Em meu percurso, para cada "dificuldade" encontrei um "antídoto" que contribuiu para que eu perseverasse no caminho árduo, e por vezes sombrio, de acompanhar pessoas que se autolesionam e que pensam na morte como solução de seu sofrimento. Ao longo do meu percurso, aprendi que preconceito se combate com informação; desrespeito, com amor; e desprezo, com acolhimento.

Autodestruição se combate com educação ou, brincando com as palavras, "educando" as "ações" para que as direcionemos ao aprimoramento do bem-estar biopsicossocial do ser humano.

Karina Okajima Fukumitsu
Maio de 2021

Apresentação do volume 1

O tema do primeiro volume se coaduna com o esforço da professora doutora Maria Julia Kovács, coordenadora do Laboratório de Estudos sobre a Morte (LEM-USP), minha orientadora tanto no doutorado quanto no pós-doutorado, no Instituto de Psicologia da Universidade de São Paulo, que se dedicou anos a fio à educação para a morte.

As discussões sobre morte, sobre morrer com dignidade, sobretudo na formação de profissionais da saúde, são raras. No entanto, a inserção dos temas sobre morte deveria ser obrigatória nas grades curriculares de cursos de formação de profissionais em geral. Além disso, a abordagem utilizada na mídia para as notificações sobre mortes é frágil, e os recursos para tratar dos temas da morte e do morrer são escassos.

Este volume, *Educação para a morte: ética, bioética, mídia e comunicação*, portanto, traz considerações sobre o quanto não é possível escamotear, esconder ou driblar a morte, revelando que, se abordarmos o tema de forma cuidadosa e sem sensacionalismo, ofertando trabalho psicoeducativo, hão de se conquistar maneiras de apaziguar o sofrimento advindo da única certeza de um ser humano – a morte.

O fim de uma ilusão é o capítulo com o qual Nely Aparecida Guernelli Nucci nos presenteia, trazendo considerações sobre a educação para a morte, bem como sobre a importância de abordar a temática em cursos de formação de profissionais da saúde e afins. A pesquisadora inicia seu capítulo com a proposta de refletir "sobre a necessidade humana de manter a morte afastada de nossa vida". Fala sobre a impermanência, ofertando ao leitor um percurso reflexivo sobre os profissionais de saúde que vivenciam a morte de pacientes e que recebem a "possibilidade de entrar em contato com os seus processos de morte e finitude". Apresenta, de forma brilhante, apontamentos sobre a "ilusão da imortalidade", cuja trilha inclui medo, angústia, perdas e convívio com as ausências. Contempla a comum atitude de "manter a todo custo a esperança e a crença na cura dos pacientes em sua terminalidade" e propõe intervenções que aprimorem os "canais que possibilitem a aproximação entre os interlocutores: profissionais de saúde, paciente e familiares". Questiona o porquê da "educação para a morte" na formação dos profissionais da saúde e discorre acerca da formação de profissionais da saúde, em que "lidar com a morte é buscar o equilíbrio entre o desejo e a realidade, entre o cuidado e a compaixão, entre apego e desapego".

Maria Julia Kovács, de forma contundente, didática e com rigor em sua escrita, oferta reflexões a respeito da bioética e da morte com dignidade. Inicia seu capítulo *Bioética, morte com dignidade e especificidades das mortes* com a definição de bioética por Potter – "ciência da sobrevivência humana" – e tece considerações sobre o cuidado humano, sobretudo no tocante à "ética do cuidado", que envolve autonomia e dignidade. A autora aborda também as mortes indignas no século XXI, nas quais o excesso de tratamentos é gerador de sofrimento intenso. Maria Julia afirma que "o grande desafio é quando entram em cena as doenças mentais e o sofrimento existencial" e propõe a intrigante discussão da relação entre a mistanásia e a distanásia com doenças psiquiátricas, em que o risco de suicídio é expoente.

Mônica Manir aborda as questões éticas que circundam a mídia quando o assunto é suicídio em seu capítulo intitulado *Vidas interrompidas: uma reflexão sobre a abordagem jornalística do suicídio à luz das recomendações da OMS*. A autora oferta breve registro histórico das notícias sobre mortes trágicas e traz a compreensão sobre as mudanças recentes nesse sentido. Considera as notícias mostradas em larga escala e com sensacionalismo e que acabam prejudicando o acolhimento para os enlutados por mortes trágicas.

Desconstruindo o tabu: o documentário Suicídio – assunto urgente é o capítulo escrito por Maura Âmbar, que, com seu olhar crítico, sensível e profundo, apresenta profícuas considerações sobre o trabalho que realizou nos documentários e sobre o quanto mídia/comunicação e recursos, como os audiovisuais, podem contribuir com a prevenção dos processos autodestrutivos. Inicia brilhantemente sua escrita compartilhando com o leitor seu percurso de ser mulher transgênero, em que conviveu lado a lado com o sofrimento. Como forma de transcendê-lo, optou pelo tratamento hormonal e levou "anos para começar a ter resultados significativos e para enfrentar todo o processo social que essa mudança acarretaria". Durante a jornada de apropriação de seu ser, uma tarefa emergiu: responder à questão "Por que o suicídio não era assunto de debate nas mídias?" e, assim, o documentário *Suicídio – assunto urgente* teve sua origem. Maura finalizou seu capítulo intitulando seu belo trabalho como como *Um tabu publicado*.

Finalizando o primeiro volume, agradeço às autoras que aceitaram o desafio de fazer parte deste livro, mulheres guerreiras que contribuíram não apenas para que meu sonho iniciado com o programa RAISE pudesse ser expandido por meio da coleção *Processos Autodestrutivos x Bem-estar*, mas também para a sociedade brasileira. Nesse sentido, acredito ser preciso o posicionamento de nos tornarmos pessoas que "educam" nossas "ações" como os principais recursos de acolhimento, cuidado e zelo ao sofrimento humano.

Karina Okajima Fukumitsu

Maio de 2021

Sumário

1

O fim de uma ilusão

Nely Aparecida Guernelli Nucci

Esta nossa existência é transitória como as nuvens do outono.
Ver o nascimento e a morte dos seres é como olhar os movimentos de uma dança.

Uma vida é como o clarão de um relâmpago no céu, rápida como uma torrente que se precipita montanha abaixo. (Rinpoche, 1999, p. 52)

Este capítulo propõe uma reflexão sobre a necessidade humana de manter a morte afastada de nossa vida, mesmo quando ela se impõe diariamente como uma companheira indesejada, invadindo-nos por meio dos veículos de comunicação, na já banalizada violência urbana, nos suicídios, no ambiente escolar, na vizinhança e até no sagrado aconchego familiar, levando pessoas queridas, deixando lugares vazios ocupados pela saudade.

Ao lado dessa primeira questão, propõe, também, a decorrente ponderação sobre a relação dos profissionais da área da saúde, como seres humanos mortais, com a existência inegável da morte, as dificuldades e até uma certa arrogância ao lidar com ela ou aceitá-la em sua prática cotidiana. Estarão eles preparados pessoal e profissionalmente para esse confronto?

As palavras de Rinpoche, na epígrafe, levam-nos a uma primeira consideração: O que é a nossa vida senão uma dança de formas transitórias? Tudo é passageiro, tudo muda em instantes: a água do rio que passa, as ondas do mar, o vento que despenteia o cabelo, a chuva que corre nas sarjetas, o vermelho da fruta que apodrece e se torna marrom, os encontros que tivemos, a separação nos desencontros, os abraços que nos esquentaram, o colo que nos embalou. Nosso passado está lá atrás, protegido na memória, na serena saudade ou no frio da amargura – nossa infância, nossa adolescência, desejos e ideias, palpites e certezas, tudo vai passando e provocando novos pensamentos, entendimentos, certezas ou mais dúvidas. "A única coisa que realmente temos é o presente, é o agora" (Rinpoche, 1999, p. 55).

Quanto tempo cada um de nós leva para compreender, de fato, o que é a nossa impermanência?

A mutação da vida em morte provoca um retraimento existencial que impede a apreensão da possibilidade de o *eu* coexistir com essa realidade. Essa ruptura transfigura as relações com o mundo e consigo mesmo em uma crescente oclusão progressiva e sistemática.

Podemos assim entender que nós, como seres humanos, vivemos a *ilusão da imortalidade*, em uma constante distração em relação à própria mortalidade. Nos momentos de perdas, inteiramo-nos dessa possibilidade e a tristeza nos traz essa convicção. Essa tristeza que nos retira desse estado de "distração" e nos leva para um estado de "reflexão" (Nucci, 2018a, p. 105).

Nessa perspectiva, podemos visualizar uma situação paradoxal: por um lado, o contato com a morte vastamente divulgada, chegando até a provocar curiosidade ou interesse, e, por outro, essa mesma morte negada, rejeitada, contestada, principalmente em hospitais, UTIs, asilos, instituições da saúde, locais onde ela, a morte, circula diariamente. Instituições essas que devem ser consideradas não apenas na estrutura física, mas também no seu conteúdo humano, em sua composição de seres humanos que cuidam de outros seres humanos exatamente iguais na natureza, mas tão diferentes na individualidade e, sobretudo, no momento vivido; nesse encontro entre o profissional que escolheu estar ali, dando um sentido à sua existência ou, simplesmente, garantindo um meio de sobrevivência, e o doente que não escolheu ali estar, tendo que reorganizar e ressignificar sua própria vida, na aflição e na nebulosidade do corpo adoecido.

Podemos sugerir que a convivência cotidiana com a dor, com o sofrimento e com a morte traz aos profissionais da saúde a imperativa existência da mortalidade, contrapondo-se à ilusão da eternidade, pois essa frequente confirmação da "morte do outro" revela a sua "própria morte".

Como encontramos na *Meditação XVII* (1624) do poeta John Donne (1572-1631), que consta no prefácio de *Por quem os sinos dobram*, de Ernest Hemingway , cujo título, aliás, foi retirado dessa mesma obra do poeta:

> Nenhum homem é uma *Ilha*, um ser inteiro em si mesmo; todo homem é uma partícula do *Continente*, uma parte da *terra*. Se um *Pequeno Torrão* carregado pelo *Mar* deixa menor a *Europa*, como se todo um *Promontório* fosse, ou a *Herdade* de um *amigo* seu, ou até mesmo a *sua* própria, também a *morte* de um único homem *me* diminui, porque Eu pertenço à *Humanidade*. Portanto, nunca procures saber por quem os sinos dobram. Eles dobram por *ti*. (Hemingway, 2013, grifos nossos)

Esslinger (2004) escreve que os profissionais de saúde, vivenciando a morte de pacientes, têm a possibilidade de entrar em contato com os seus processos de morte e finitude, sofrendo a angústia de ter que salvar a vida do paciente a todo custo. Com frequência necessitam tomar decisões, sentindo solidão, impotência, dificuldade na comunicação com familiares, os quais desejam constantemente informações sobre a evolução do paciente, sendo frequentes os sentimentos de fracasso.

No Brasil, observamos a preocupação em mudar as práticas de assistência e cuidados na área da saúde, sendo discutida a importância da formação de recursos humanos como uma das principais alternativas para a humanização desse cuidado, envolvendo os protagonistas: pacientes, familiares e profissionais da saúde (Campos, Chakour e Santos, 1997; Ronzani e Stralen, 2003).

Assim, duas questões se impõem: Por que mantemos a ilusão da imortalidade? E por que educação para a morte na formação dos profissionais da saúde?

1.1 Por que mantemos a ilusão da imortalidade?

Porque a morte continua sendo um *tabu* desde os primórdios do século XX.

Torres, já em 1979, questionava: "Ora, se a morte é inevitável, sabemos conscientemente que é psicologicamente ingênuo ou filosoficamente insustentável negar sua importância. Por que então a existência do tabu?" (Torres, 1979, p. 53-62). Porque, responde Kovács (1992, p. 14):

> o medo é a resposta psicológica mais comum diante da morte. O medo de morrer é universal e atinge todos os seres humanos, independentemente de idade, sexo, nível sócio-econômico e credo religioso.

Podemos pensar em quais podem ser esses medos que nos impedem de aceitar ou mesmo de tentar imaginar a morte ou nosso caminhar até ela: medo de sentir dor (se é que morrer dói), medo de sofrer, medo da indignidade, medo da dependência, medo de que nossa vida não tenha tido sentido, medo da separação de quem amamos, medo da perda do controle, medo de perder o respeito e o medo do próprio medo.

Kastenbaum e Aisenberg (1983 *apud* Kovács, 1992, p. 14) abordam a morte sob duas concepções:

1. A morte do outro: o medo do abandono, envolvendo a consciência da ausência e da separação.
2. A própria morte: a consciência da própria finitude, a fantasia de como será o fim e de quando ocorrerá.

Poderíamos, assim, entender que a morte é intolerável para o ser humano, já que significa perder, conviver com ausências e aceitar o fim da existência individual. O medo e a angústia de perder a vida podem trazer a ansiedade por não sabermos o tempo que teremos para a realização de planos, projetos, a oportunidade de amar, aprender, sorrir, sentir etc. Podemos nos reconciliar com a morte e aceitá-la se transcendermos no plano espiritual ou na busca da eternidade por meio dos filhos, de obras, de produções deixadas como parte de nós mesmos (Gómez Sancho, 2005).

Assim, métodos foram desenvolvidos, consciente ou inconscientemente, pelos seres humanos, ao longo dos séculos, para atenuar o medo da morte, ao se questionarem sobre o propósito ou o sentido da vida.

Tolstói (que viveu entre 1828 e 1910), em *A morte de Ivan Ilitch* (Tolstói, 2009), mostra um protagonista, um burocrata de meia-idade arrogante e pensativo, que vivia sua agonia ao contrair uma doença fatal que lhe trazia dores constantes. À medida que o fim se aproximava, percebeu que, durante toda a sua vida, havia escondido a noção da morte de si mesmo, preocupando-se com aparência, prestígio, dinheiro e ficou extremamente furioso com todos ao seu redor por manterem a negação da morte, trazendo-lhe esperanças despropositadas de recuperação. A mentira lhe causava sofrimento: mentiam dizendo que ele não morreria, que era preciso não se preocupar, mas, sim, aceitar os tratamentos e medicamentos que tudo se resolveria, no final, ficaria bem. Ilitch sofria porque tinha consciência de que todos mentiam e era obrigado a fazer parte dessa mentira, que o angustiava, degradava e violava seu próprio ato de morrer.

Podemos afirmar que essa atitude de procurar manter a todo custo a esperança e a crença na cura dos pacientes em sua terminalidade é bastante comum e utilizada constantemente por familiares, amigos e até pelos próprios profissionais da saúde, na tentativa de escapar da proximidade da morte.

Quando eu supervisionava estagiários ou residentes em atuação junto de pacientes sem possibilidade de cura, esses alunos manifestavam intenso medo, sem saber o que responder se o paciente verbalizasse a temida pergunta: "Eu vou morrer?" O que responder? Talvez a clássica afirmação de que "todos nós morreremos algum dia"? Não, essa não é a possibilidade empática de entrar em contato com os sentimentos e as apreensões do paciente ou de algum familiar, que muitas vezes também questionam a esse respeito.

Sempre refleti com os alunos que o mais essencial nessa relação é estabelecer uma comunicação corajosa e sincera, buscar a assertividade na comunicação, procurando não fechar, mas abrir canais que possibilitem a aproximação entre os interlocutores: profissionais de saúde, paciente e familiares. Assim, considero mais adequado e eficaz responder com outras perguntas: O que te leva a me perguntar isso? Aconteceu algo que está te preocupando? Ou outras que surgirão de acordo com o vínculo que foi estabelecido entre eles.

Essa abertura permitirá ao paciente (ou familiar) que formulou o questionamento a aproximação das emoções vivenciadas e a oportunidade de ponderar sobre elas, sentindo-se acolhido por alguém que se interessa por suas preocupações, que não tem uma resposta pronta, e, principalmente, alguém que não se apavora e foge da palavra "morte", mas que está disposto a pensar junto, a ouvir e a considerar, alguém atingido pela reverberação de suas palavras.

Atualmente, a medicina moderna dispõe de conhecimentos e tecnologia para prevenir, curar e controlar doenças, auxiliando as pessoas a viverem mais e melhor. Porém, não pode impedir que algumas doenças se tornem crônicas, avançadas, ativas e progressivas, nem muito menos afastar ou impedir a morte, assim como as avançadas técnicas de rejuvenescimento podem transformar o corpo, mas não podem evitar que a pessoa morra.

A consciência da inevitável mortalidade deveria servir como um valioso estímulo para viver intensamente, para o cuidado com o presente, com o momento vivido, sem a negação ou a fuga da realidade, que impedem a realização de desejos ou a reflexão e possível ressignificação da própria existência.

Durante minha vivência profissional, assistindo e cuidando de pacientes com diagnóstico de câncer, presenciei histórias de mudanças difíceis e delicadas motivadas pela consciência da proximidade da morte. Mudanças que melhoraram a qualidade de vida e a aproximação dos familiares e amigos, bem como promoveram a reorganização de prioridades, escolhas autênticas, a comunicação mais espontânea e livre, a atribuição de significados pessoais e particulares ao próprio sofrimento e à própria vida.

Para Jung (1960), em seu conceito de metanoia, levamos 20 anos – atualmente podemos até sugerir um aumento dessa quantidade – para completar nossa preparação para a vida em sociedade e deveríamos levar outros 20 anos para a preparação para a morte. Yalom (2008, p. 16), por sua vez, considera que "não é fácil viver o tempo todo inteiramente atento à morte. Seria como se tentássemos olhar fixamente para o sol: existe um limite até o qual conseguiríamos suportar".

Sem tentarmos nos preparar para a morte, temos que considerar que, associada à nossa própria realidade biológica, a morte não nos pode ser estranha. À medida que a vida é vivida, ela vai acontecendo nas perdas progressivas e inexoráveis que vivemos, o que deveria favorecer uma melhor vivência, o aprimoramento de atitudes, o aprofundamento das crenças e as escolhas refletidas. Queiramos ou não, em determinado momento de nossa vida, tomamos conhecimento da morte, bem como de sua universalidade, imprevisibilidade e inevitabilidade.

Temos uma experimentação da morte toda noite quando adormecemos, ou quando ficamos inconscientes sob o efeito de uma anestesia (Yalom, 2008, p. 22). Cortella (2017, p. 127) nos escreve que, "desde sempre, e mais ainda nestes tempos, nossos grandes medos vêm do escuro. O homem não teme o que vê, mas o que não vê". A escuridão do não saber, do mistério do morrer, é o que nos angustia. Quando? Como? Dói? Para onde vamos? Desaparecemos? Voltaremos? As respostas a tais questões são sempre subjetivas, vagas, inconclusivas, dependentes de nossa visão de mundo, das crenças e experiências vividas por cada um de nós.

Uma das pacientes que atendi em cuidados paliativos revelava extrema angústia em relação à morte, que sentia próxima. Revelava pensamentos que penetravam e se impunham em seus sonhos, vindos à consciência quando acordava, acompanhando-a em seus dias, assustando-a, ameaçando-a. Apareciam cenas em seus sonhos simbolizando seu fim, retratando sua vida em risco: encontrando-se no cemitério à beira de uma cova, com alguém a puxando para dentro; outras vezes, caindo dentro do buraco ou ficando presa em um caixão, tentando se livrar dessa prisão. Dizia sentir medo desse buraco, dessa cova, do escuro, do frio, da falta de ar, da solidão.

Refletindo sobre essas apavorantes visões vivenciadas em seus pesadelos, chegou à dedução de uma visão ilógica e infantil da morte: "*Que bobagem! Como vou sentir frio, medo? Vou estar morta!*" Elementos irracionais se misturavam, em sua imaginação, com a racionalidade adulta. Passou a ampliar seus pensamentos para além do corpo, da materialidade, buscando a estabilidade na alma, na sua dimensão transcendental, aquietando-se na espiritualidade. "Tudo o que já foi, é o começo do que vai vir" (Rosa, 1994, p. 440). Heidegger (2001) afirma que somos seres para a morte e, em nossa humanidade, obrigados a saber que somos finitos e mortais.

De acordo com Ariès (1989, 2003), para a humanidade, durante milênios, a morte era "domada", no sentido de submissa, de convivência natural, não causava incertezas ou dúvidas. A consciência do fim próximo promovia a tomada de providências para despedidas, perdões a serem dados e recebidos, confissão de pecados e culpas, conselhos e recomendações, divisão e distribuição de bens pessoais. A morte ocorria na casa, era assistida por parentes, amigos, vizinhos e crianças, as quais entravam em contato com a existência da morte.

Havia uma organização para o velório com a participação de familiares e a presença da comunidade.

A partir do século XIX, com o avanço da tecnologia, Ariès afirma que o lugar da morte era o hospital e a morte começou a ser vista como algo que se deveria combater. O hospital se tornou o local de cura e de luta contra a morte. A transferência da responsabilidade da vida foi destinada para os médicos. A morte foi interdita e a comunicação também sofreu prejuízos, uma vez que não se falava mais com o paciente sobre seu estado por acreditarem que a consciência de sua morte traria angústias e ameaças para a sua felicidade. O tabu da morte tem seu início, pois ela amedronta, e a comunicação se tornou interdita.

Assim, a grandiosa transformação da representação da morte na cultura ocidental, a partir da segunda metade do século XX, trouxe a excessiva ânsia de lutar contra ela, de vencê-la. Isso, porém, mostrou-se inútil. Na condição de sermos finitos e mortais, não temos meios de fugir dela ou derrotá-la, pois é algo que faz parte do processo vital, restando a necessidade de lidar com a morte de nossos entes queridos e com a nossa própria morte, criando meios para elaborar a inevitável ocorrência. Afinal, para morrer basta estar vivo!

A naturalidade, a precisão e a predeterminação não evitarão, é claro, as reações emocionais, psicológicas da perda. Perder dói, mas faz parte da vida: separações, abandonos, mudanças, partidas, perdas conscientes, assim como as inconscientes, como diz Viorst (2019), perda de sonhos, expectativas, ilusões, a perda do nosso "eu" criança, jovem. Essas são as preparações para a perda final, estabelecida, inexorável e invencível.

Desenvolver e fortalecer nossa capacidade de elaborar e superar as frustrações é o grande ensinamento que a vida nos oferece nas constantes perdas que nos apresenta. Sofremos e a maneira como enfrentamos esse sofrimento pode ou não potencializar nossa resiliência, empatia e compreensão.

Muitas vezes, a angústia de morte é originada precocemente pela frustração de não ter se realizado como pessoa, de não ter aprimorado todo potencial etc. Os sonhos existenciais não se realizaram e vem o desespero por não saber se haverá tempo suficiente para essa possibilidade, trazendo a vivência de uma insatisfação que se aproxima da angústia da própria morte – a morte em vida.

> Dizem que o que todos procuramos é um sentido para a vida. Não penso que seja assim. Penso que o que estamos procurando é uma experiência de estar vivos, de modo que nossas experiências de vida, no plano puramente físico, tenham ressonância no interior do nosso ser e da nossa realidade mais íntimos, de modo que realmente sintamos o enlevo de estar vivos. (Campbell, 1990, p. 3)

Segundo Silva e Gimenes (2000, p. 39), "o modo como nos protegemos da perda pode ser o modo como nos distanciamos da vida". As autoras afirmam que precisamos estar integralmente presentes e despertos para viver cada momento e receber os ensinamentos que contém. Nesse enfoque, torna-se imperativo voltarmos nosso olhar para as instituições de saúde que se tornaram o espaço de cuidado e morte, em que seres humanos e mortais são assistidos por outros seres também humanos e mortais, todos carregando experiências, saberes e crenças, no estabelecimento de relações chamadas de "tecnologia leve" por Merhy (2005).

Para esse autor, as tecnologias podem ser classificadas como leve, leve-dura e dura. Todas essas classificações tratam a tecnologia de forma abrangente, mediante análise de todo o processo produtivo (cuidar) até o produto (bem-estar do ser cuidado). As tecnologias leves são as das relações; as leve-duras são as dos saberes estruturados, como as teorias; e as duras são as dos recursos materiais.

Quem seriam, então, os produtores dessa tecnologia relacional? Os profissionais de saúde! Consideramos que são seres humanos únicos por suas particularidades e individualidades, seres bio-psico-socio-espirituais, especializados teórica e cientificamente e capacitados para a prática assistencial, compondo equipes de trabalho: médicos, enfermeiros, fisioterapeutas, assistentes sociais, psicólogos, terapeutas ocupacionais, fonoaudiólogos, entre outros. São os protagonistas que tornam vivas as instituições de saúde: os profissionais cuidadores e as relações que estabelecem com quem cuidam, pois não é possível tratar sem ouvir e cuidar sem compreender.

Para tanto, torna-se imprescindível que o profissional da saúde seja também cuidado em suas necessidades pessoais e que receba, em sua formação, a oportunidade de refletir e discutir de forma aprofundada o tema da morte. Como sugere Kovács (2008), é importante proporcionar um estudo sobre a possibilidade do desenvolvimento pessoal, envolvendo comunicação, relacionamentos, perdas, situações limite, incluindo as fases da existência humana, a perda de pessoas significativas, doenças, acidentes e até o confronto com a própria morte.

1.2 Por que educação para a morte na formação dos profissionais da saúde?

A resposta é a mesma que a da primeira pergunta!

Porque a morte continua sendo um *tabu* desde os primórdios do século XX e os profissionais da saúde, embora atuem diariamente com o espectro da morte, são seres humanos atingidos pela cultura da sociedade em que estão inseridos.

Tabu, no *Dicionário Priberam da língua portuguesa* significa: "3. Medo ou proibição de origem religiosa, social ou cultural. 4. Assunto de que não se pode ou não se deve falar" (Tabu, 2008). A atribuição da categoria *tabu* à palavra *morte* faz que não nos aproximemos ou nos apossemos do conceito por um longo período da nossa vida.

Ao nascermos, não sabemos que um dia iremos morrer. Aliás, não sabemos absolutamente nada! Respirar, mamar e chorar são instintos de sobrevivência e deve haver um adulto que supra nossas necessidades, dando-nos a segurança necessária para nos desenvolvermos. Ao nascermos, somos lançados em um mundo já pronto, existente, com papéis já definidos e assumidos. Nem nosso próprio nome temos a liberdade de escolher, tendo que desempenhar um papel também, muitas vezes, já descrito e esperado. Um mundo que parece completo e acabado nos recebe e nele devemos caminhar até a morte que nos aguarda no final. Não existe escolha: temos que assumir nossa existência, os limites inerentes e a finitude que nos aguarda. Por isso, "as pessoas não estão sempre iguais, ainda não foram terminadas – mas elas vão sempre mudando: afinam ou desafinam" (Rosa, 1994, p. 25).

Entre nascimento e morte, existe a vida. Nessa contínua travessia entre o não ser e o ser, existimos como Riobaldo, protagonista do romance *Grande sertão: veredas*: "[...] o real não está na saída nem na chegada: ele se dispõe para a gente é no meio da travessia" (Rosa, 1994, p. 86). Travessia que exige caminhar, evoluir, desenvolver, e desenvolvimento evoca educação. Para evoluir, aprendemos a andar, falar, ler, escrever, mas, acima de tudo, buscar conhecimento, fazer, conviver – aprendemos a ser.

É imprescindível distinguir *educação* de *ensino*, *escolarização* ou *aprendizagem*. No *Dicionário brasileiro da língua portuguesa Michaelis*, encontramos as seguintes definições:

- *Ensino* – "Forma sistemática de transmitir conhecimentos, geralmente em escolas" (Michaelis..., 2015).
- *Aprendizagem* [significativa] – "Processo por meio do qual uma nova informação é incorporada à estrutura cognitiva do indivíduo[...]" (Michaelis..., 2015).

> Ensinar vem do latim *ensignar*, vem de signo, de sinal, de deixar uma marca, é o que você grava em algo ou alguém. Aprendemos na vida o que alguém nos "ensignou", as marcas que nos deixou. As palavras ensinar e aprender são conectadas, pois ninguém ensina sem ter aprendido e vice-versa. (Cortella, 2017, p. 17)

Aprendizado, também do latim, *apprehendere*, vem de "agarrar, tomar posse, pegar". O sentido metafórico é de "agarrar o conhecimento, com a mente" (Dicionário..., 2008). *Educação* é o

> processo que visa ao desenvolvimento físico, intelectual e moral do ser humano, através da aplicação de métodos próprios, com o intuito de assegurar-lhe a integração social e a formação da cidadania. (Michaelis..., 2015)

A educação começa na família e continua tanto na escola como na sociedade, mediante o estabelecimento de relações interpessoais significativas. Aprendemos e ensinamos, educamo-nos em cada momento vivido – em casa, na rua, na igreja, na escola. Misturamos, enfim, nossa vida com o ensino, a aprendizagem e a educação.

De acordo com Durkheim (1955), "a educação é eminentemente social". Quando uma geração se extingue, é substituída por outra, acumulando-se a sabedoria adquirida e revista a cada dia, em um movimento ilimitado que engrandece o homem. No anseio de evolução ou aperfeiçoamento social, o indivíduo melhora a si próprio, em um esforço humanamente característico, procurando seu autêntico "eu", singular e intransferível. Segundo Kant (1996, p. 18), "[...] o homem é a única criatura que precisa ser educada" e "[...] não pode se tornar um verdadeiro homem senão pela educação, ele é aquilo que a educação faz dele". Integrando essas duas concepções, podemos dizer que a educação nos faz descobrir nossa essência individual e constituir o "ser social" em cada um de nós.

A educação nos possibilita viver nossa realidade pessoal, dentro de princípios, crenças, normas e regras da sociedade à qual pertencemos, porém, no "modo individual de ser", tendo como requisitos a liberdade, a independência e a presença da razão crítica, característica básica do "ser ativo", não no sentido de atividade externa, mas como atividade íntima, como emprego criativo dos poderes humanos. O ser ativo manifesta os talentos e as faculdades dos quais todo ser humano é dotado, embora variados e em níveis variáveis, no sentido de renovar-se, evoluir, amar, ultrapassar os limites do próprio eu isolado, interessar-se, desejar, dar (Fromm, 1977, p. 97).

O verbo *educare*, em latim, tem o sentido de "criar (uma criança), nutrir, fazer crescer" (Martins, 2005, p. 3). Educar-se é colocar-se como aprendiz: aprender a ser, a viver, a perder e a ganhar, a sonhar, a se alegrar e se entristecer, a realizar e se realizar, a poder e a não poder, a conhecer, a ensinar, a compreender e a aceitar a morte. Acima de tudo, aprender a compreender: compreender a vida, compreender o outro, e isso exige a compreensão de si mesmo, objetivo primordial da educação – apoderar-se de si mesmo

Sob esse ponto de vista, podemos considerar educação todo e qualquer processo que faz que encontremos o humano que existe dentro de nós, o que quer dizer: a formação que transpõe a simples materialidade. Como não nascemos prontos, temos que nos constituir cotidiana e continuadamente, criar a nós mesmos como pessoas. Tarefa individual e intransferível atribuída aos protagonistas que somos de nossa vida, embora rodeados de ensinamentos, oportunidades, situações, instituições que nos alimentam, colaboram conosco e nos incentivam, desde que estejamos abertos e dispostos a receber, pensar, discernir, introjetar ou descartar o que chega até nós, num processo dialético em que também doamos nossos conhecimentos, colaboramos com nossas experiências e estimulamos com nossos exemplos, ações mútuas na convivência humana.

Entendemos, dessa forma, que a morte, final da vida de todo ser humano, faz parte de nosso processo educativo e tem sua representação e seu papel relevante nas sociedades, bem como sua representação e significado pessoal para cada ser humano, dependendo das experiências, vivências, crenças e internalizações próprias de cada um.

Giacoia Júnior (2005) aponta que a maneira como uma sociedade se posiciona diante da morte e do morto tem um papel decisivo na constituição e na manutenção de sua própria identidade coletiva e, consequentemente, na formação de uma tradição cultural comum. Particularmente, é na concepção da morte que o ser humano se revela, considerando que, em suas atitudes e crenças sobre ela, o homem exprime o que, para ele, a vida tem de mais fundamental (Morin, 1988 *apud* Nucci, 2018b, p. 66).

Podemos propor, então, que a educação para a morte deve acontecer ao longo do desenvolvimento humano, de acordo com o nível de cognição e compreensão, na concepção de um fenômeno natural, determinado e prenunciado. Desse modo, educar é preparar para o mundo, para a vida e, dentro do contexto que procuramos focar neste capítulo, habilitar os profissionais da saúde a aceitar e compreender a morte. Uma proposta reflexiva essencial e pertinente para quem escolheu essa profissão e se define como profissional da saúde. Partamos da premissa de que o autoconhecimento conduz a escolha profissional. Pelo menos, deveria ser a bússola para o caminho a ser trilhado. Conhecer-me! Saber meus talentos e minhas limitações, minhas possibilidades internas e externas, disponibilidades que possuo, meus limites físicos e emocionais.

Assim considerando, autoconhecimento é um processo indispensável e imprescindível para a melhoria de si mesmo, tratando-se de um processo contínuo e interminável, visto que tudo que acontece ao nosso redor nos afeta e nos transforma de alguma maneira. Vamos formando o nosso eu com base na nossa vivência nos contextos familiar, cultural, emocional e geográfico nos quais fomos introduzidos. Mathews (2007, p. 187) refere que Santo Agostinho, um dos mais importantes teólogos e filósofos nos primeiros séculos do cristianismo, se perguntava: "O que eu me tornei para mim mesmo?"

Para Foucault (2004, p. 120) o "conhece-te a ti mesmo", fundamento do aforismo grego inscrito nos pórticos do templo de Apolo, significa "cuidar-se, ser seu próprio servidor e prestar culto a si mesmo." Assim também, Sócrates propõe a importância de se conhecer a si próprio como o primeiro passo para outras descobertas e conhecimentos.

Popularmente, Cartola canta essa busca na composição de Candeia (1935-1978):

> [...]
> Deixe-me ir
> Preciso andar
> Vou por aí a procurar
> Rir pra não chorar
> Se alguém por mim perguntar
> Diga que eu só vou voltar
> Depois que me encontrar
> [...] (Preciso, 1976)

Caminhar até se encontrar. A perseguição do nosso "eu" para uma existência autêntica. A inserção do *self* no mundo em que existimos. Conhecer-se é viver a experiência do pertencimento. Sem isso, vivencio a morte em vida, o desencanto, a alma entristecida, a espiritualidade adormecida, a finitude, a agonia.

Conhecendo-me e somando o conhecimento acumulado às descobertas adquiridas, devo obrigatória e cotidianamente fazer escolhas pessoais e livres. Ser livre, assim, é uma sina, pois somos condenados a escolher, a dar uma solução para nossa existência, sem poder abrir mão do fato de que necessariamente morreremos. Ao desejarmos a liberdade, não percebemos que a grande escolha não é nossa. "Nenhum de nós pode impedir aquilo que é o destino universal e total, que é a morte" (Barros Filho e Karnal, 2016, p. 28-34).

Diz Maldonado (2012, p. 19):

> A liberdade humana tem como contraponto uma incerteza radical, que nenhuma matemática ou oração pode conter em algum esquema preestabelecido. A vida de um homem livre – um homem que vive no presente – é improvisação, movimento.

A necessidade de escolher nos traz o entendimento de nosso protagonismo, a compreensão de que somos agentes da construção de nossa história, porém, também nos traz a certeza de que não podemos ter tudo, nem viver tudo ao mesmo tempo. Sabemos, então, que nossas escolhas trazem perdas e ganhos, sentimentos e sofrimentos (Heidegger, 2001).

Guimarães Rosa nos faz refletir sobre a coragem necessária nessa vivência de liberdade e escolhas:

> O correr da vida embrulha tudo, a vida é assim: esquenta e esfria, aperta e daí afrouxa, sossega e depois desinquieta. O que ela quer da gente é coragem. O que Deus quer é ver a gente aprendendo a ser capaz de ficar alegre a mais, no meio da alegria, e mais alegre ainda no meio da tristeza. (Rosa, 1994, p. 449)

Para Kierkegaard (1813-1855),

> [...] ao lado da coragem das grandes escolhas, há a diária e individual coragem de ser, de existir, de escolher. [...] Escolher a si próprio é a passagem crucial para transcender a própria finitude. Não se trata de um caminho para uma consciência pacificada, mas da escolha de uma existência como possibilidade que vive no fogo da incerteza mais radical, da instabilidade, da dúvida. (Kierkegaard, 2002 *apud* Maldonado, 2012, p.144-145)

A escritora Anaïs Nin (1969), *O diário de Anaïs Nin*, volume 3 (1939-1944), assinala que a vida se expande ou se encolhe de acordo com nossa coragem.

Ao assumirmos uma profissão, um trabalho, expandimo-nos, carregando e entregando em nossas ações tudo o que aprendemos, nossas experiências e saberes, nossas crenças e sentimentos. A decisão de se tornar um profissional da saúde revela o "cuidador" exponencial, que se reconhece com as capacidades exigidas e necessárias para a ação de cuidar. Isso, porém, não implica ser reconhecido como um herói superpoderoso, acima das leis humanas, o que pode se tornar extremamente sedutor e perigoso (Nucci, 2019, p. 200).

Essa escolha implica o autoconhecimento de nossas potencialidades e também de nossos limites, para que sejam notados e respeitados. Para tanto, nosso posicionamento não deve ser acima ou abaixo de quem é cuidado, mas ao lado, entendendo que não existe um divisor imaginário separando o doente de seu cuidador, pois esse divisor pode, a qualquer momento, inverter os lados e, como seres humanos que somos, o cuidador pode vir a necessitar de cuidados. A simplicidade dessa compreensão contribuirá com a aproximação e a humanização que deverão estar contidas em cada ação de cuidar.

Como seres livres, escolhemos nosso espaço de trabalho e, se a decisão foi estar profissionalmente ao lado dos que sofrem e dos que morrem, que estejamos preparados internamente para assumir esse sentido existencial, renovando a cada dia o compromisso ético e humanamente assegurado em cada encontro e em cada despedida. Dentro de nossa integralidade, não nos desconectamos de nossa alma ao agirmos profissionalmente e é em um cenário de múltiplas visões em relação ao sofrimento e à morte que exercemos nosso trabalho cotidianamente, todo tempo sendo desafiados, vivenciando conflitos, lutando pela vida e pela dignidade na morte, tomando para nós a responsabilidade de cuidar, confortar ou aliviar, uma vez que a morte não pode ser derrotada ou vencida (Nucci, 2019, p. 199-207).

Será que a formação em ciências da saúde aborda o processo de cuidar de um ser humano nessa integralidade, reconhecendo que a finitude existe para o outro e para nós? Entendendo e aceitando que a morte é inevitável? Observem que, propositadamente, trouxe o verbo "cuidar", e não "curar", como objetivo da atuação na área da saúde.

Cuidado, em saúde, nada mais é do que a humanização nas relações, que confere a condição de humanidade ao ser, priorizando o respeito, a autonomia, a compreensão e a empatia. Cuidar é uma ação humana que mobiliza, traduzindo-se no respeito às dores, aos sofrimentos, aos valores, aos princípios e à dignidade da pessoa adoecida – um ser singular, construtor da própria história. Ao cuidador cabe proporcionar ao doente melhor qualidade de vida e, ao mesmo tempo, buscá-la também para si. Silva e Gimenes (2000, p. 306-309) definem essa ação com muita propriedade: "cuidar é servir, é oferecer ao outro, como forma de serviço, o resultado de nossos talentos, preparos e escolhas".

Matsumoto (2012), no *Manual de Cuidados Paliativos ANCP*, particulariza o "cuidar", diferenciando-o da "cura", citando:

> Halina Bortnowska, filósofa e escritora polonesa, voluntária num *Hospice*, discorreu sobre a ética da cura e a ética da atenção. Descreveu ética como "uma constelação de valores sustentados pela pessoa". Dizia que, na ética da cura, as virtudes militares eram predominantes: não se dar por vencido, perseverar, ser "duro". Já na ética da atenção, o valor central é a dignidade humana, enfatizando a solidariedade entre o paciente e o profissional da saúde, em atitude que resulta numa "compaixão afetiva". Na ética da cura, o médico "é o general"; na da atenção, "o paciente é o soberano". (Matsumoto, 2012, p. 25)

A mesma autora traz a reflexão sobre a dificuldade na comunicação com os pacientes, referindo-se ao médico e escritor inglês, pioneiro do movimento dos Cuidados Paliativos na década de 1970, doutor Robert Twycross, que afirmou,

> [...] ao dizer a verdade ao paciente, quando esta verdade desnuda a terminalidade da vida e a ausência de perspectiva de cura, coloca-se em jogo o seu próprio medo da morte e as pressões culturais associadas. Fica a ideia de que, com a

> verdade dolorosa, podemos destruir a esperança e levar o paciente irreversivelmente ao desespero e à depressão. Conclui que a mentira e a evasão são o que realmente isolam o paciente atrás de um muro de palavras ou no silêncio que impede a adesão terapêutica e de compartilhar seus medos, angústias e preocupações. Enfatiza que devemos ter o compromisso da abertura e da honestidade e que o primeiro desafio ético do médico seria equipar a si mesmo de boas habilidades de comunicação e sensibilidade. (Matsumoto, 2012, p. 25)

Quando Twycross se refere ao desafio ético do médico, permito-me acrescentar que esse desafio se estende a todos os profissionais de saúde. Percebe-se a importância desse preparo para favorecer uma melhoria na assistência e na qualidade de vida dos profissionais, porém, são poucos os cursos dessa área que contemplam, em seu conteúdo programático, uma disciplina que traga e provoque reflexões sobre o tema da morte. Por quê?

Podemos até supor que a programação teórica seja extensa, que cuidar de um ser humano exija conhecimentos múltiplos e variados centrados na ciência e na tecnologia, que tais conteúdos preencham a carga horária obrigatória, entre outros motivos. Pode ser. Mas podemos pensar, também, e como consideramos anteriormente, que talvez a resposta esteja na fuga pretendida; no afastamento voluntário da realidade da morte do outro e da minha própria, sem conseguir aceitar e lidar com o meu próprio fim; na manutenção da morte "domada", da busca incessante do poder da cura, da eternidade, e na manutenção da ilusão da imortalidade.

Kübler-Ross (1998, p. 13) confirma esse questionamento:

> [...] o fato de nos concentrarmos em equipamentos e em pressão sanguínea não será uma tentativa desesperada de rejeitar a morte iminente, tão apavorante e incômoda, que nos faz concentrar nossas atenções nas máquinas, já que elas estão menos próximas de nós do que o rosto amargurado de outro ser humano a nos lembrar, uma vez mais, nossa falta de competência, nossas limitações, nossas falhas e, por último, mas não menos importante, nossa própria mortalidade?

Lidar com a morte traz a necessidade de enfrentar a impotência, a falta de controle, trazendo medo e insegurança por se tratar de algo desconhecido, porém certo e inevitável, configurando-se como parte do destino humano, desafiando as crenças inconscientes de imortalidade.

Por que não refletir sobre a morte se sabemos que o sofrimento existe, que principalmente quem vai trabalhar na área da saúde e de bem-estar do ser humano irá, muitas vezes, se encontrar com a dor em várias intensidades, irá se deparar com a fragilidade física e emocional e irá presenciar cenas de intensa agonia? Por que não refletir sobre essas possibilidades e aceitar o desafio de escancarar as feridas internas e começar a lidar com incertezas, dúvidas e medos contidos na única certeza absoluta – a morte? Guimarães Rosa (1994, p. 231) mais uma vez nos traz a visão de Riobaldo, protagonista de *Grande sertão: veredas*: "A morte é corisco que sempre já veio. A morte de cada um já está em edital. E antes de menino nascer, hora de sua morte está marcada. E o dia da gente desexistir já é um certo decreto."

Repensando o tema, acredito que essa educação para a vida (e para a morte que está dentro dela) deveria ter início já na infância, não escondendo a morte das crianças, nem mascarando, romantizando ou horrorizando sua existência ao criar subterfúgios, eufemismos ou estratégias que mais confundem do que consolam. Se assim fosse, ao chegar à juventude, à universidade, não seria preciso esse desafio de refletir sobre algo tão óbvio e tão real, nem causar desconforto ou constrangimento.

De acordo com Kovács (2010, p. 420-429),

> Os profissionais de saúde, ao escolherem sua profissão, de forma mais ou menos consciente, estarão lidando com aspectos relacionados à morte e ao morrer, com sua forma pessoal de lidar com dor e perdas. O modo de lidar com essas questões vai depender de vários fatores:
>
> - de sua história pessoal de perdas, experiências e elaboração dos processos de luto;
> - da cultura em que está inserido, que influencia: as representações de morte, a possibilidade de expressão da dor e como o luto é vivenciado;
> - da sua formação universitária e capacitação em serviço.

Coradazzi e Caponero (2018, p. 45), como médicos, consideram que o conhecimento em medicina não deveria ser apenas o aprendizado de habilidades técnicas, mas também uma capacitação humana, ponderando que os progressos científico e tecnológico redirecionaram a formação, minimizando a importância das ciências humanas.

> Formar um médico extrapola – e muito – a simples transmissão de informações. Trata-se de transformar toda uma vida... Essa mudança não é um paramento que se veste... Mais do que capacitar um técnico, a formação médica molda o homem em sua personalidade. Talvez a essência não mude. As pessoas que procuram a medicina e se adaptam a ela têm em comum alguns traços essenciais de personalidade, mas afora a essência, todo o restante, inclusive as relações interpessoais, se modifica. Uma vez que você incorpora a essência da medicina, não há mais como se fechar às modificações que ela executa em você. Sua existência se expande irreversivelmente. (Coradazzi e Caponero, 2018, p. 45)

Koifman (2001, p. 53), assim como Coradazzi e Caponero, refere-se à formação médica, porém, podemos ampliar suas palavras atingindo, sem hesitação, a formação de todas as categorias de profissionais da saúde:

> a formação médica, que torna o profissional cada vez mais distante do respeito ao desejo do paciente, o dono do corpo que está sendo tratado, muitas vezes o leva a cometer erros por se considerar dono do saber e não escutar a opinião do dono do corpo.

Independentemente da especialidade,

> [...] o mais importante é a atitude que assumimos e a capacidade de encarar a doença fatal e a morte. Se isto constitui um grande problema em nossa vida particular, se a morte é encarada como um tabu horrendo, medonho, jamais chegaremos a afrontá-la com calma ao ajudar um paciente. (Kübler-Ross, 1998, p. 42)

Promover saúde e humanizar a sua atenção, envolvendo temas como a morte nos conteúdos acadêmicos, são trabalhos processuais, dinâmicos e intimamente relacionados ao contexto em que se desenvolvem. São necessários diagnósticos e avaliações para a elaboração de propostas de ações pertinentes e adequadas. Idealizar um núcleo humanista/holístico dentro da estrutura dos cursos na área da saúde exige a ruptura com metodologias de ensino alicerçadas apenas em informação, transmissão de conteúdo, formação técnica, sem a preocupação com o desenvolvimento e a formação pessoal dos alunos.

Em 2008, Lima e Buys publicaram os resultados de uma pesquisa qualitativa que realizaram sobre a "Educação para a morte na formação de profissionais de saúde" (Lima e Buys, 2008), coletando a opinião de alunos dos últimos períodos dos cursos de graduação em Medicina, Enfermagem e Psicologia de determinada universidade pública acerca de seu preparo para lidar com a morte em seu contexto de trabalho e da efetiva participação de sua formação acadêmica nesse preparo.

Foram analisadas as ementas das disciplinas da grade curricular dos respectivos cursos e adicionalmente uma questão aberta foi proposta a uma amostra desses estudantes com o intuito de verificar seu nível de preparo para esse momento e a relação desse preparo com o conteúdo aprendido durante a graduação.

O resultado da análise das ementas revelou que, como esperado:

1. As grades das disciplinas nos cursos de Medicina e Enfermagem centralizam-se nas ciências naturais, em

detrimento das ciências sociais e do comportamento, deixando, dessa forma, os aspectos emocionais e comportamentais do paciente em segundo plano.

2. Por não dar igual ênfase ao conhecimento dos avanços técnicos e científicos e ao inter-relacionamento humano, o curso pode produzir um *deficit* no relacionamento desses futuros profissionais de saúde com seus pacientes.
3. O interdito da morte, tão forte na sociedade contemporânea, reflete-se nos currículos dessas profissões, que parecem não considerar importante a preparação dos seus alunos para lidar com a única certeza da vida.
4. Em situações extremas, como o confronto com a morte e o trato ao paciente em estado terminal, essa dificuldade pode se acentuar, e os profissionais se mostrarem ainda mais despreparados.

Em relação à questão aberta, a maioria dos alunos entrevistados acredita que irá se defrontar com a morte por ocasião de seu trabalho, que não se considera preparada para esse momento e que, no curso de graduação, não recebeu esse preparo.

Em minha prática como profissional da saúde e da educação, pude perceber que o estudo citado revela a realidade que encontramos nessas duas áreas: profissionais que sofrem, envolvendo-se emocionalmente de maneira muito intensa, revelando dificuldade em lidar objetivamente com a situação ou em usar mecanismos de defesa para não se angustiarem, tornando-se aparentemente frios e indiferentes, sendo esta última atitude a mais frequente. Da rejeição, da negação e da falta de aceitação da morte decorrem atitudes e maneiras desumanizadas na assistência.

No entanto, encontramos alunos universitários interessados no tema, mas sem que isso tivesse repercussão no planejamento das grades curriculares. É extremamente relevante abrir espaços para que estudantes, futuros profissionais da área da saúde, possam refletir, discutir, aprender e se educar sobre o tema da morte, pois essa é uma possibilidade considerável no trabalho que desempenharão.

Nesse entendimento, durante alguns anos, na universidade em que era docente, ofereci para os alunos do último período da graduação em Psicologia a disciplina optativa *Cuidados paliativos e morte*. A disciplina foi oferecida para os alunos do período diurno, mas se mostrou tão concorrida que houve a necessidade de também oferecê-la aos alunos do período noturno, o que sinaliza que temas como doença, cuidados, dor, finitude, morte e luto precisam e devem ser explorados e discutidos. Além da graduação, essa disciplina foi incluída na grade curricular do curso de pós-graduação Residência Multiprofissional em Saúde (Nucci, 2018b).

A oferta de um ambiente seguro, livre de julgamentos e com objetivos reconhecidamente formativos possibilita que os alunos se coloquem nesse processo pessoal de forma espontânea e verdadeira, configurando seu protagonismo futuro como profissional. Cabe ao professor estar preparado para lidar e cuidar, já que reações emocionais intensas poderão surgir.

Esse pressuposto de professores preparados de forma adequada, pessoal e profissionalmente, está dentro dos fundamentos de uma educação humanista, como podemos observar na educação centrada na pessoa proposta por Rogers (1987):

o aspecto básico consiste em uma pré-condição, com acréscimo de outras características que podem ser vivenciadas em qualquer escola, faculdade ou universidade que se disponha a implantar esse modelo.

Essa pré-condição considera que os líderes, ou professores, deverão ser suficientemente seguros interiormente e em seus relacionamentos pessoais, de modo a confiarem na capacidade das outras pessoas de pensar, sentir e aprender por si mesmas. Quando essa pré-condição existe, ainda de acordo com Rogers (1987, p. 80), torna-se possível efetivar um clima de confiança, que desperta a curiosidade e alimenta o desejo de aprender, dentro de um engajamento ativo entre corpo docente e discente envolvendo todos os aspectos da aprendizagem. Essa aproximação favorece o desenvolvimento de um sentido comunitário, enfatizando o respeito mútuo e a cooperação em lugar da desigualdade e da competição. Dessa forma, os alunos são estimulados a respeitar seus próprios valores e, sem menosprezar aspectos exteriores, serão capazes de atingir a conscientização e o reconhecimento da importância da interiorização e da contemporização. Essa proposta educacional de Rogers coloca professores e estudantes no nível de eternos aprendizes, trocando, entre si, conhecimentos e experiências, encontrando juntos a satisfação nas descobertas intelectuais e emocionais, o que vem a fortalecer a autoestima e autoconfiança dos alunos.

Concordando, Forghieri *et al.* (1984, p. 13) colocam: "O mestre deve ser a pessoa que ajuda seus alunos a desvendarem os caminhos de sua existência, dentro do fisicamente pequeno, mas vivencialmente imenso espaço de uma sala de aula".

São desafios que se impõem aos docentes, no dever de colaborarem para a atribuição de significados às vivências trazidas pelos alunos, transcendendo a racionalidade técnica, na articulação entre conhecimento científico e conhecimento emotivo. A maturidade do professor/educador deverá ser o apoio presente, aliado à experiência prática da vivência de situações-limite, bem como à sua própria visão e aceitação da morte como um fenômeno natural e previsível.

> Quem já esteve junto a seres humanos no tempo em que esperam o fim de sua vida e, muitas vezes, com eles até seu momento final, com certeza teve, como eu, o privilégio de entender que a morte é vivida, assim como a cotidianidade da vida, na singularidade, na dimensão tão própria de cada alma. Cada um vive a própria morte à sua maneira, dependendo de suas crenças pessoais, religiosas, culturais, sociais. Estar ali naquele momento tão especial sempre entendi como um aprendizado que a vida me oferecia para que eu pudesse significar e entender, na morte do outro, um pouco mais sobre a minha existência e a minha finitude. (Nucci, 2018b, p. 66)

O ser humano que sofre a dor existencial aguda e pungente da doença revela concretamente a fragilidade humana e a possível perda de si mesmo, devendo ser acolhido em sua integralidade, em todas as suas dimensões: física, emocional, social, espiritual. Como escreve Maldonado (2012, p. 37),

> na dor não se dão atalhos, nem assepsia no tratamento. As feridas da alma se assemelham às chagas do corpo: para aliviá-las não basta a nobreza das palavras, mas se faz necessária uma mobilização de todos os sentidos.

Como seres humanos, a morte desperta nos profissionais da saúde reações diversas que não são respeitadas ou acolhidas, como diz Carvalho Filho (2015, p. 34):

> [...] não temos espaço no currículo médico para refletir sobre as emoções que essas experiências despertam. Esses sentimentos acabam sendo reprimidos, muitas vezes considerados tabus e, eventualmente, um sinal de fraqueza. [...] Muitas vezes, esbarramos em uma tradição, nem sempre verbalizada, de que "médicos que sentem" podem ter sua capacidade técnica e seu raciocínio clínico prejudicados.

Como defesa, em situações de intensa angústia, o profissional de saúde se isola, nega e perde contato com a compreensão no cuidar, que, mesmo incomodando, faz parte de sua história e de sua essência. Cria para si uma falsa ideia de onipotência, de poder ilimitado de cura e passa a estabelecer com o outro uma visão de homem que nada tem de humano por ser idealizada e alienada tanto das perdas como da inevitabilidade da morte. Nesse momento, o doente e o profissional que dele cuida tornam-se cúmplices na manutenção de suas *ilusões*: o doente acredita que seu problema será resolvido por pessoas poderosas, de saberes infalíveis, capazes de curá-lo, e os profissionais de saúde acatam essa demanda e investem-se do poder de pensar que efetivamente podem dar ao paciente o que ele deseja. Nesse engano mútuo, abrigam-se para a manutenção da alienação em relação à existência da morte (Boemer *et al.*, 1991).

Temos assistido, nas últimas décadas, uma elevada incidência de adoecimento, drogadição e suicídios entre estudantes e profissionais da área da saúde, atribuídos ao alto nível de estresse, consequência de descuido e má qualidade de vida, insatisfação com as condições adversas de trabalho, alta cobrança de resultados, excessiva carga de trabalho, grande responsabilidade, múltiplos empregos, baixa remuneração, entre outros (Abreu *et al.*, 2002; Barbosa *et al.*, 2012; Kovács, 2008, 2010; Meleiro, 1998; Monteiro *et al.*, 2013; Nucci, 2019; Santal e Cantilinol, 2016; Silva *et al.*, 2015; Sousa e Araujo, 2015).

Fugindo da tradição racionalista ocidental, parece necessário rever os moldes centrados nos aspectos cognitivos da formação dos futuros profissionais da saúde, valorizando a ciência e a tecnologia, porém, sem esquecer a necessidade do autocuidado, a arte e a sabedoria do inter-relacionamento humano, da atenção ao cuidar, da visão do homem em sua totalidade, da existência universal da morte.

Rinpoche (1999, p. 241) diz:

> Às vezes penso que não há maneira mais efetiva de acelerarmos nosso crescimento como seres humanos do que trabalhar com os que vão morrer. Cuidar deles já é uma profunda contemplação e reflexão sobre a nossa própria morte. É um modo de enfrentá-la e trabalhar com ela. Quando você lida com as pessoas que estão vivenciando a terminalidade, pode chegar a uma decisão, a um claro entendimento de qual é a mais importante questão da vida. Aprender a ajudar de fato os que estão morrendo é começar a tornar-se corajoso e

> responsável no que diz respeito à própria morte, e a descobrir em si o ponto de partida para uma compaixão infinita, cuja existência você pode nunca ter suspeitado antes.

É compreensível que a responsabilidade do despreparo de muitos profissionais da saúde na assistência em situações de morte iminente não se deve apenas ao processo de formação acadêmica. A quebra de tabus é um movimento social e cultural que acontece envolvendo as crenças e vivências familiares, espirituais e educacionais, percorrendo todas as fases do desenvolvimento humano. Porém, a academia, a universidade e a formação profissional se tornam fonte de transformação e promoção de sujeitos pensantes, agentes de mudanças sociais.

Novas disciplinas ou incorporações de conteúdos sobre o tema da morte para ensiná-lo na formação não são suficientes. São indispensáveis espaços que proporcionem reflexão, oportunidade de pensar e discutir sobre o sentido do viver e do cuidar, na construção de um novo paradigma de educação fundamentado em perspectivas que possibilitem aos professores, aos alunos e aos profissionais da saúde a abrangência na compreensão da existência humana em sua singularidade e pluralidade (Pinho, 2008).

Ao tratar da formação dos profissionais da saúde e, ao lado das informações e técnicas necessárias nesse aprendizado, pode-se entender que temas como empatia, respeito ao próximo, ética pessoal, resiliência, sentimentos, emoções e autoconhecimento deveriam fazer parte desse aprendizado como conteúdos indispensáveis, visando à formação integral não apenas do profissional, mas também da pessoa que esse profissional é, com suas necessidades e dificuldades únicas no exercício da profissão escolhida.

Essas abordagens devem estar apoiadas em estudos e pesquisas sobre a morte e o morrer, ajudando na efetivação de uma prática reflexiva e humanizada, na qual a integralidade seja o elemento básico e facilitador de aprender, ensinar e pesquisar considerando o conteúdo "morte" como integrador e transversal em todas as disciplinas das ciências da saúde. Aliando-se à prática, essa articulação promoverá aos envolvidos no processo de cuidar a possibilidade de se prepararem para o manejo adequado da finitude, objetivando o conforto tanto para os que morrem quanto para a família e, também, o bem-estar deles mesmos como profissionais e seres humanos (Cantídio, Vieira e Sena, 2011).

Formar profissionais da saúde para lidar com a morte é buscar o equilíbrio entre o desejo e a realidade, entre o cuidado e a compaixão, entre apego e desapego. Se houver o medo de perder, a dificuldade em desapegar, esse profissional poderá estar em uma classificação de risco que determina sua maior sensibilidade à vivência da finitude, com a possibilidade de comprometimento de sua saúde mental. O panorama transformador que visualizamos na formação do profissional de saúde agrega instrumentos fundamentais para uma discussão expandida do tema. Tanto elementos de dimensões abrangentes, como a globalização e a comunicação social, como também elementos específicos, como os programas nacionais das políticas públicas em saúde e educação.

Nessa perspectiva, docentes e discentes são os protagonistas, os atores introduzidos no palco real dessas ações, encarando situações e obstáculos. Dessa totalidade, emergirão cenas e acontecimentos que poderão proporcionar debates éticos e o desenvolvimento do pensamento crítico e reflexivo, pois a introdução de metodologias ativas para a abordagem de situações reais do dia a dia tem representado uma possibilidade interessante e adequada para a formação acadêmica.

1.2.1 A ilusão chegou ao fim?

Ainda não! Conscientes da certeza da existência da morte, e enquanto esperamos sua vinda, encontramo-nos no impasse de buscar transformar, entre os profissionais de saúde, a situação de negação e fuga dessa realidade que somente traz desconforto e sofrimento para todos os envolvidos.

Quanto mais oportunidades de vivenciar diferentes cenários do cuidado, mais crescem as possibilidades de experimentarmos situações que exigem ações e reflexões fundamentadas no conhecimento científico e em teorias, porém, indo além, aliando-se ao autoconhecimento, ao sentido que atribuímos à nossa própria existência e profissão, aos significados que construímos sobre a morte e o morrer, sobre o sofrimento e o luto, sobre a dor e os seres humanos. Todos esses aspectos podem e devem ser incluídos na formação desses profissionais, respeitando-se o contexto acadêmico e regional, considerando também a relação entre vida, educação, ética, humanização e cuidado profissional qualificado.

Educar para a *morte* nada mais é do que refletir e cuidar da *vida*, a exemplo do ditado popular que diz: "Vamos cuidar da vida, porque a morte é certa!"

Essa é a grande tarefa de todo ser humano – *cuidar* da vida –, embora muitos não queiram aceitar ou enfrentar essa incumbência. Nós, profissionais da saúde e/ou educadores, não podemos nos esquivar dela. Temos o compromisso de cuidar da vida, da nossa e de outros, sem ter medo de estar ao lado e acolher uma vida que está terminando, aceitando a presença da morte com serenidade, respeitando a dignidade de quem está morrendo, apoiando as pessoas que sofrem a perda de seu ente querido, favorecendo o atendimento às necessidades que possam facilitar o processo de luto.

Assim como a morte, "a vida é e continuará sendo um mistério. Podemos vivê-la plenamente, mas não conseguiremos captá-la completamente de forma racional" (Binswanger, 1956 *apud* Forghieri, 2002 p. 34). Podemos entender que cuidar da vida envolve entregar-se ao "estar no mundo" de maneira autêntica, espontânea e criativa, superando os naturais sentimentos de medo, angústia, incertezas e dúvidas.

Educar para a morte, no contexto acadêmico, deve ser visto como um começo para mudanças mais abrangentes. É no cenário científico que se iniciam as grandes transformações que se propagam social e culturalmente. Podemos, assim, ter a esperança de que as ações que hoje podemos propor sirvam de embrião para transformações futuras.

Torna-se, por isso, urgente e necessária a reformulação da abordagem dada à morte nos âmbitos escolar e universitário, para que a sociedade, como um todo, não se desgaste, negue, banalize ou romantize a morte. Tratá-la como algo natural, é claro, não elimina o medo, a dor da perda do outro ou de si mesmo, mas provoca a reorganização de nossos princípios e valores, obriga-nos a ser transparentes, tirando-nos de paraísos ilusórios que, na maioria das vezes, faz que vivamos na fantasia da eternidade, impedindo a elaboração de uma rede de sentidos existenciais.

É evidente que esse aprendizado provoca dores e sofrimento, até porque, como já foi aqui refletido, somos compulsoriamente exigidos a despedaçar nossa ilusão de eternidade e suportar a inflexível e desconfortável verdade da mortalidade.

> A dor é uma ferida que precisa de atenção para ser curada. Atravessá-la e superá-la significa encarar nossos sentimentos honesta e abertamente, expressando-os e liberando-os por completo, tolerando-os e aceitando-os por quanto tempo for preciso, até que a ferida se cure. Temos medo de que a dor nos derrube se tomarmos conhecimento dela. A verdade é que a dor, quando nos permitimos experienciá-la, se dissolve, passa. A dor não expressa é dor que dura indefinidamente. (Tatelbaum, 1980 *apud* Rinpoche, 1999, p. 399)

Referências

Abreu, K. L. *et al.* Estresse ocupacional e Síndrome de Burnout no exercício profissional da psicologia. *Psicologia:* Ciência e Profissão, Brasília, v. 22, n. 2, p. 22-29, jun. 2002.

Ariès, P. *História da morte no Ocidente*. Rio de Janeiro: Ediouro, 2003.

Ariès, P. *O homem diante da morte*. Tradução de Luiza Ribeiro. Rio de Janeiro: Francisco Alves, 1989. v. 1.

Barbosa, K. K. S. *et al.* Sintomas depressivos e ideação suicida em enfermeiros e médicos da assistência hospitalar. *Revista de Enfermagem da UFSM*, Santa Maria, v. 2, n. 3, p. 515-522, set./dez. 2012. Disponível em: http://dx.doi.org/10.5902/217976925910. Acesso em: 10 ago. 2020.

Barros Filho, C. de; Karnal, L. *Felicidade ou morte*. Campinas: Papirus, 2016.

Boemer, M. R. *et al.* O tema da morte: uma proposta de educação. *Revista Gaúcha de Enfermagem*, Porto Alegre, v. 12, n. 1, p. 26-32, jan. 1991.

Campbell, J.; Moyers, B.; Flowers, B. S. (org.). *O poder do mito.* Tradução de Carlos Felipe Moisés. São Paulo: Palas Athena, 1990.

Campos, G. W. S.; Chakour, M.; Santos, R. C. Análise crítica sobre especialidades médicas e estratégias para integrá-las ao Sistema Único de Saúde (SUS). *Cadernos de Saúde Pública*, Rio de Janeiro, v. 13, n. 1, p. 141-144, jan. 1997.

Cantídio, F. S.; Vieira, M. A.; Sena, R. R. Significado da morte e de morrer para os alunos de enfermagem. *Investigación y Educación en Enfermería*, v. 29, n. 3, p. 407-418, Oct./Dic., 2011. Disponível em: https://www.redalyc.org/articulo.oa?id=105222406009. Acesso em: 7 jan. 2020.

Carvalho Filho, M. A. Ensinar empatia é possível? *Ser Médico*, São Paulo, v. 72, p. 34-37, jul./set. 2015.

Coradazzi, A. L.; Caponero, R. *Pancadas na cabeça*: as dificuldades na formação e na prática da medicina. São Paulo: MG Editores, 2018.

CORTELLA, M. S. *Viver em paz para morrer em paz*. São Paulo: Planeta, 2017.

DICIONÁRIO etimológico. Matosinhos: 7Graus, 2008. Disponível em: https://www.dicionarioetimologico.com.br. Acesso em: 20 dez. 2019.

DURKHEIM, E. *Educação e sociologia*. 4. ed. Tradução de Lourenço Filho. São Paulo: Melhoramentos, 1955.

ESSLINGER, I. *De quem é a vida, afinal?* Descortinando cenários da morte no hospital. São Paulo: Casa do Psicólogo, 2004.

FORGHIERI, Y. C. *Psicologia fenomenológica*: fundamentos, método e pesquisas. São Paulo: Pioneira Thompson Learning, 2002.

FORGHIERI, Y. C. *et al. Fenomenologia e psicologia*. São Paulo: Cortez. 1984.

FOUCAULT, M. *A hermenêutica do sujeito*. São Paulo: Martins Fontes, 2004.

FROMM, E. *Ter ou ser?* Tradução de Nathanael C. Caixeiro. Rio de Janeiro: Zahar, 1977.

GIACOIA JÚNIOR, O. A visão da morte ao longo do tempo. *Medicina (Ribeirão Preto)*, Ribeirão Preto, v. 38, n. 1, p. 13-19, mar. 2005. Disponível em: http://www.fmrp.usp.br/revista/2005/vol38n1/1_avisao_morte_longo_tempo. Acesso em: 15 dez. 2019.

GÓMEZ SANCHO, M. *Morir con dignidad*. Madrid: Arán, 2005.

HEIDEGGER, M. *Ser e tempo*. 10. ed. Tradução de Márcia de Sá Cavalcante. Petrópolis: Vozes, 2001.

HEMINGWAY, E. *Por quem os sinos dobram*. Tradução de Luís Peazê. Rio de Janeiro: Bertrand Brasil, 2013.

JUNG, C. G. The soul and death. *In*: JUNG, C. G. *Collected Works*. London: Routledge and Keagan Paul, 1960. v. 8.

KANT, I. *Sobre a pedagogia*. Tradução de Francisco Cock Fontanella. Piracicaba: Editora Unimep, 1996.

KOIFMAN, L. O modelo biomédico e a reformulação do currículo médico da Universidade Federal Fluminense. *História, Ciências, Saúde – Manguinhos*, Rio de Janeiro, v. 8, n. 1, p. 48-70, mar./jun. 2001.

Kovács, M. J. Educação para a morte: desafio na formação de profissionais de saúde e educação. *In*: Kovács, M. J. (org.). *Morte e existência humana:* caminhos de cuidados e possibilidades de intervenção. Rio de Janeiro: Guanabara Koogan, 2008. p. 193-219.

Kovács, M. J. Medo da morte. *In*: Kovács, M. J. *Morte e desenvolvimento humano*. São Paulo: Casa do Psicólogo, 1992. p. 15-28.

Kovács, M. J. Sofrimento da equipe de saúde no contexto hospitalar: cuidando do cuidador profissional. *O Mundo da Saúde*, São Paulo, v. 34, n. 4, p. 420-429, 2010.

Kübler-Ross, E. *Sobre a morte e o morrer*. 8. ed. São Paulo: Martins Fontes, 1998.

Lima, V. R.; Buys, R. Educação para a morte na formação de profissionais de Saúde. *Arquivos Brasileiros de Psicologia*, Rio de Janeiro, v. 60, n. 3, p. 52-63, 2008.

Maldonado, M. *Passagens de tempo.* Tradução de Roberta Barni. São Paulo: Edições SESC-SP, 2012. p. 144-145.

Martins, E. S. A etimologia de alguns vocábulos referentes à educação. *Olhares e Trilhas*, Uberlândia, ano VI, n. 6, p. 31-36, 2005.

Matsumoto, D. Y. Cuidados paliativos: conceito, fundamentos e princípios. *In*: Carvalho, R. T.; Parsons, H. A. *Manual de cuidados paliativos ANCP*. 2. ed. São Paulo: ANCP, 2012. p. 23-30. Disponível em: http://formsus.datasus.gov.br/novoimgarq/24326/4052575_345331.pdf. Acesso em: 30 mar. 2020.

Matthews, G. B. *Santo Agostinho:* a vida e as ideias de um filósofo adiante de seu tempo. Tradução de Álvaro Cabral. Rio de Janeiro: Jorge Zahar, 2007.

Meleiro, A. M. A. S. Suicídio entre médicos e estudantes de medicina. *Revista da Associação Médica Brasileira*, São Paulo, v. 44, n. 2, abr./jun. 1998. Disponível em: https://doi.org/10.1590/S0104-42301998000200012. Acesso em: 10 ago. 2020.

MERHY, E. E. *Saúde*: a cartografia do trabalho vivo. 2. ed. São Paulo: Hucitec, 2005.

MICHAELIS dicionário brasileiro da língua portuguesa. São Paulo: Melhoramentos, 2015. Disponível em: http://michaelis.uol.com.br/busca?id=OWQE. Acesso em: 5 ago. 2020.

MONTEIRO, J. K. *et al.* Adoecimento psíquico de trabalhadores de unidades de terapia intensiva. *Psicologia*: Ciência e Profissão, Brasília, v. 33, n. 2, p. 366-379, 2013.

NIN, A. *The Diary of Anaïs Nin*. Orlando: Harcourt Brace Jovanovich, 1969. v. 3.

NUCCI, N. A. G. De mãos dadas... *In*: NUCCI, N. A. G.; KOVÁCS, M. J.; FUKUMITSU, K. O. (org.). *Encontros inesquecíveis*: relatos de cuidado e ética. Campinas: Alínea, 2018a.

NUCCI, N. A. G. Educar para a morte: cuidar da vida. *In*: FUKUMITSU, K. O. (org.). *Vida, morte e Luto*: atualidades brasileiras. São Paulo: Summus, 2018b. p. 62-74.

NUCCI, N. A. G. Quem cuida de mim? *In*: AGUIAR, M. A. F. *et al.*(org.). *Psico-oncologia:* caminhos de cuidado. São Paulo: Summus, 2019. p. 199-207.

PINHO, L. M. O. *Vivenciando o processo da morte na formação do enfermeiro*. 2008. Tese (Doutorado em Ciências da Saúde) – Faculdade de Enfermagem da Universidade Federal de Goiás, Goiania, 2008.

PRECISO me encontrar. Intérprete: Cartola. Compositor: Antonio Candeia Filho. *In:* CARTOLA II. Intérprete: Cartola. Rio de Janeiro: Discos Marcus Pereira, 1976. 1 disco vinil, lado A, faixa 5 (2min47).

RINPOCHE, S. *O livro tibetano do viver e do morrer*. Tradução de Luiz Carlos Lisboa. São Paulo: Talento: Palas Athena, 1999.

ROGERS, C. R. *Um jeito de ser*. Tradução de Maria Cristina M. Kupfer, Heloísa Lebrão e Yone Souza Patto. São Paulo: E. P. U., 1987.

RONZANI, M.; STRALEN, C. J. V. Dificuldades de implantação do Programa de Saúde da Família como estratégia de reforma do sistema de saúde brasileiro. *Revista Atenção Primária à Saúde*, Juiz de Fora, v. 6, n. 2, p. 99-107, jul./dez. 2003.

ROSA, J. G. *Grande sertão*: veredas. Rio de Janeiro: Nova Aguilar, 1994.

SANTAL, N. D.; CANTILINOL, A. Suicídio entre médicos e estudantes de medicina: revisão de literatura. *Revista Brasileira de Educação Médica*. Rio de Janeiro, v. 40, n. 4, p. 772-780, out./dez. 2016. Disponível em: http://dx.doi.org/10.1590/1981-52712015v40n4e00262015. Acesso em: 10 ago. 2020.

SILVA, D. S. D. *et al.* Depressão e risco de suicídio entre profissionais de enfermagem: revisão integrativa. *Revista da Escola de Enfermagem da USP*, São Paulo, v. 49, n. 6, dez. 2015. Disponível em: https://doi.org/10.1590/S0080-623420150000600020. Acesso em: 10 ago. 2020.

SILVA, M. J. P.; GIMENES, O. M. P. V. Eu – o cuidador. *O Mundo da Saúde*, São Paulo, v. 24, n. 4, p. 306-309, jul./ago. 2000.

SOUSA, V. F. S.; ARAÚJO, T. C. C. F. Estresse ocupacional e resiliência entre profissionais da saúde. *Psicologia*: Ciência e Profissão, Brasília, v. 35 n. 3, p. 900-915, set. 2015. Disponível em: http://www.scielo.br/scielo.php?script=sci_arttext&pid=S1414-98932015000300900&lng=pt&nrm=iso. Acesso em: 7 ago. 2020.

TABU. *In*: DICIONÁRIO Priberam da língua portuguesa. Lisboa: Priberam, 2008 Disponível em: https://dicionario.priberam.org/tabu. Acesso em: 5 ago. 2020.

TOLSTÓI, L. *A morte de Ivan Ilitch*. Tradução de Boris Schnaiderman. São Paulo: Editora 34, 2009.

TORRES, W. C. O conceito de morte na criança. *Arquivos Brasileiros de Psicologia*, Rio de Janeiro, v. 31, n. 4, p. 9-34, out./dez.1979.

VIORST, J. *Perdas necessárias*. São Paulo: Melhoramentos, 2019.

WINNICOTT, D. *O ambiente e os processos de maturação.* Porto Alegre: Artes Médicas, 1983.

YALOM, I. D. *De frente para o sol:* como superar o terror da morte. Tradução de Daniel Lembo Schiller. Rio de Janeiro: Agir, 2008.

2

Bioética, morte com dignidade e especificidades das mortes

Maria Julia Kovács

2.1 Bioética, definições e áreas de interesse

> O que lhes peço é que pensem a bioética como uma nova ética científica que combina a humildade, responsabilidade e competência numa perspectiva interdisciplinar e intercultural e que potencializa o sentido de humanidade. (Potter, 1971 *apud* Pessini, 2013, p. 10)

Van Rensselaer Potter dá o título de sua obra de referência: *Bioethics: bridge to the future* (1971), em que *bios* se relaciona com os conhecimentos da área da saúde, da biologia, dos seres vivos; e *ethos* se vincula a questões e valores humanos (Pessini, 2013). Propõe-se que as discussões bioéticas considerem várias perspectivas, incluindo temas médicos, psicológicos, culturais, sociais, filosóficos e éticos. É importante favorecer reflexões e debates que fundamentem propostas na área de cuidados a pessoas vulneráveis e em sofrimento.

As reflexões da bioética e os conhecimentos da psicologia convergem, na prática dos cuidados ao ser humano, como ser integrado, em que não se separa corpo, pensamento ou sentimentos. Ambas as disciplinas se enriquecem pela contribuição mútua, constituindo uma ética do cuidado.

A autonomia, em nosso ponto de vista, é fundamental quando se discute a dignidade do ser humano. Ela foi desrespeitada na Segunda Guerra Mundial, por meio das violências cometidas contra prisioneiros, particularmente os judeus. Os Julgamentos de Nurenberg (1945-1946) analisaram as atrocidades cometidas pelos nazistas, trazendo subsídios para se retomar a defesa da dignidade humana. O Termo de Consentimento Livre e Esclarecido é o instrumento utilizado para garantir a autonomia na escolha de procedimentos médicos na busca de dignidade, em contraposição ao paternalismo médico (Esperandio e Kovács, 2017).

O processo de adoecimento, o final da vida e o sofrimento existencial envolvem conflitos e decisões nos quais razão e emoção, objetividade e subjetividade, empatia e compaixão, mesclam-se para a compreensão da vida e da aproximação da morte. A dignidade humana busca o respeito aos valores da pessoa e a diminuição do sofrimento, enfatizando o bem-estar, sem causar danos ou prejuízos, reforçando a possibilidade de escolha e de controle sobre a própria vida.

O sofrimento precisa ser compreendido, reconhecido e cuidado. Quando a pessoa não se sente ouvida, o sofrimento se torna ainda mais intenso, podendo levar a processos autodestrutivos, como aponta Pessini (2002). A aproximação e a compreensão da história de vida do paciente, de seus vínculos significativos, valores, frustrações, dores, situações de humilhação e vergonha são fundamentais para estabelecer um plano de cuidado centrado na pessoa.

A autonomia para tomar decisões sobre a própria vida é um valor a ser reconhecido e, para que decisões possam ser tomadas, é essencial considerar a competência da pessoa, que precisa estar informada sobre a doença, seu prognóstico e sobre os tratamentos, com benefícios, prognóstico, risco e efeitos colaterais. Precisa também ter informações sobre a proximidade da morte e a garantia de alívio e controle de sintomas. A autonomia precisa ser validada e reconhecida. Há algumas condições em que a autonomia pode ser refutada, como no caso de crianças, adolescentes, idosos, doentes e pessoas com transtornos mentais ou doenças psiquiátricas. Quando há dúvidas quanto à autonomia, a tendência dos profissionais de saúde é adotar medidas paternalistas, tomando as decisões sem consultar o paciente, como apontam Dadalto, Tupinambás e Greco (2013).

A competência do paciente é presumida, mas pode ser questionada se houver suspeita sobre a sua capacidade mental, o que pode acontecer considerando as situações anteriormente mencionadas. Neste capítulo, vamos desenvolver a questão da competência, visto que, mesmo que haja comprometimento mental, o paciente tem direito à livre escolha e à discordância sobre os procedimentos aos quais será submetido. Mas, como veremos, ainda não há consenso se, de fato, a autonomia é respeitada quando se fala sobre competência mental.

Segundo Tavares, Ribeiro e Dadalto (2019) é preciso verificar se o paciente tem a capacidade de comunicar suas escolhas; se compreende informações relevantes; se consegue apreciar situações e suas consequências na recusa de um tratamento e como lida com as informações relevantes.

Dadalto, Tupinambás e Greco (2013) se referem ao desenvolvimento das diretivas antecipadas de vontade (DAVs) para fazer valer a participação do paciente no seu tratamento, um exercício de autonomia, que sai da perspectiva paternalista em que a equipe de saúde decide sobre os tratamentos. É fundamental informar o paciente sobre diagnóstico, prognóstico e tratamentos com seus riscos e benefícios. Os autores citam o documento Living Will (testamento vital), que deu origem às diretivas antecipadas de vontade. Posteriormente, elas foram desdobradas em dois documentos, um para garantir instruções à equipe médica quanto à recusa de tratamentos e outro para a nomeação de um procurador (que pode ser um familiar ou uma pessoa de confiança) para tomar decisões quando o paciente estiver incapacitado, estando ou não em situação de terminalidade.

A recusa de tratamentos não deve ser compreendida pelo profissional como um ataque à sua pessoa, e, sim, como a vontade do paciente. Tratar esse comportamento com desprezo ou como retaliação é uma atitude antiética que deve ser evitada. Gawande (2015) propõe que se iniciem conversas com o paciente sobre o final da vida, que inicialmente não tenham caráter decisório, e, sim, que sirvam para conhecer melhor os seus desejos. Só assim se pode estabelecer um diálogo para poder oferecer melhores cuidados. Esse diálogo permite que se descubra em quem o paciente confia para as decisões, seus maiores medos e preocupações, o que é mais importante para ele e que concessões está disposto a fazer.

Foram desenvolvidas as Diretivas Antecipadas Psiquiátricas (DAP), por meio das quais um paciente com doença psiquiátrica pode expressar suas preferências quando sua capacidade de decisão estiver prejudicada. Nos Estados Unidos, há ampla discussão sobre o tema, mas, no Brasil, essa possibilidade ainda é pouco ventilada. As principais áreas de discussão das DAPs são: eletroconvulsoterapia, internações e medicações psiquiátricas (Tavares, Ribeiro e Dadalto, 2019). Essas medidas necessitam de ampla discussão em nosso país para que se evitem os problemas de hospitalização e medicalização. Em nosso ponto de vista, trata-se de evitar a distanásia psiquiátrica, que vamos explicitar mais adiante neste capítulo. A dificuldade consiste em muitos psiquiatras não conseguirem discutir a questão da morte com seus pacientes. Segundo os autores, as DAPs encontram empecilhos para se desenvolverem, porque elas foram associadas à terminalidade, e não ao sofrimento, o que é o caso de muitos transtornos psiquiátricos e de pessoas com sofrimento existencial.

2.2 Mortes indignas do século XXI

Há várias causas para as mortes indignas no século XXI, uma delas é a necessidade de assepsia nos hospitais diante da proximidade da morte, o que promove interdições na comunicação. Trata-se da morte que precisa ser oculta, vista como vergonha e fracasso (Ariès, 1977). Nessa perspectiva, o paciente pode ser expropriado de sua própria morte, com tratamentos que têm como objetivo prolongar a vida, levando à distanásia, uma das formas indignas de se morrer no século XXI (Pessini, 2001). Segundo esse ponto de vista, o interesse é muito mais de evitar ou postergar a morte, sem a preocupação equivalente com a qualidade de vida, o alívio dos sintomas e as questões psicossociais. Paradoxalmente, o que causa sofrimento, nessa situação, é o excesso de tratamentos. O grande erro é o fascínio tecnológico pelos procedimentos, que leva profissionais a não reconhecerem seus limites, prologando o processo de morrer com sofrimento. Em alguns casos, a distanásia pode ser uma forma de lidar com a impotência diante da morte. Podemos dizer que, nessa situação, o ser humano é expropriado de sua morte, perdendo sua autonomia e sua consciência, como escreve Schramm (2002). Segundo o autor, uma das razões para os pedidos de eutanásia e de suicídio assistido é o temor do excesso de tratamentos que levam ao sofrimento. Por sua vez, observa-se uma diminuição dos pedidos de eutanásia em pessoas que estão em programas de cuidados paliativos, que nunca vão promover distanásia, pois está em seus princípios não postergar a morte. Pessini (2013) aponta que podemos ser curados de doenças, mas não da nossa mortalidade. Integrar a dimensão da finitude e da mortalidade ao cotidiano é função de um cuidado que busca a qualidade de vida.

Pessoas com doenças em estágio avançado correm o risco de perder sua identidade, sua história, sua biografia e sua personalidade, o que também constitui uma forma de indignidade. Ocorre também a perda de identidade entre os idosos institucionalizados, que sofrem três pragas, assim denominadas por Gawande (2015), nessas instituições: tédio, isolamento e impotência.

A distanásia ainda não é crime, mas constitui sério obstáculo para se morrer com dignidade, pois provoca dor, sofrimento, humilhação, exposição a tratamentos invasivos e perda de liberdade. É absurdo gastar milhares de reais em processos distanásicos, como ocorre em unidades de terapia intensiva de grandes hospitais, as modernas catedrais do sofrimento, como aponta Pessini (2004).

Outra forma de morte indigna paradoxalmente se vincula ao contrário da distanásia: a mistanásia, que é a falta de tratamentos que leva à morte (Ferreira e Porto, 2019). Exemplos disso são as pessoas que morrem em filas de espera, nas macas em corredores de hospitais, em casa, esperando cirurgias e tratamentos sem ter acesso a eles.

Quando se fala dessas formas de morte, é feita uma relação com as doenças que ameaçam e limitam a vida. Neste capítulo, faremos a relação da mistanásia e da distanásia com doenças psiquiátricas com o risco de suicídio.

2.3 Sofrimento existencial refratário, doença psiquiátrica e distanásia psiquiátrica

Antes de desenvolver o tema, vamos tentar compreender melhor o sofrimento psíquico, a dor psíquica, como aponta Shneidman (1993) ao cunhar o termo *psychache*. Para o autor, essa dor tem relação com vergonha, raiva, culpa, horror, angústia, falta de afeto, desemparo e desesperança. Quando a dor se torna insuportável, a pessoa busca a morte. Para o autor, os suicídios são respostas humanas para uma dor extrema, geradas em uma visão estreitada que o autor denominou *tunneling*, em que as pessoas veem o suicídio como a única solução para a sua dor, num ato impulsivo, mas que pode conter grande ambivalência entre o ato para eliminar a dor e a busca de uma nova vida (Fukumitsu e Kovács, 2015). Segundo Botega (2015), os três principais aspectos psicológicos das pessoas correndo risco de suicídio são: ambivalência, impulsividade e rigidez/constrição.

Saunders (1991) desenvolve a compreensão da dor como um sofrimento multidimensional denominado "dor total". Suas dimensões causam impacto em várias esferas da vida do paciente: física, emocional, social e espiritual, resultando em piora da qualidade de vida. É muito importante conhecer a dinâmica da pessoa – como cada esfera repercute na sua vida e como atribuirá significados à experiencia da dor – por meio da percepção e da modulação da experiência dolorosa. Entre os princípios dos cuidados paliativos, propõe-se o controle impecável da dor, o que permite o acesso também a sofrimentos mais profundos de natureza emocional e espiritual, proporcionando melhor cuidado ao paciente e à sua família. O cuidado com a dor e com outros sintomas é realizado por uma equipe multidisciplinar, considerando as várias dimensões do sofrimento (Forte e Achette, 2018).

Há dificuldades em definir e delimitar os sofrimentos psíquico e existencial, ficando a dúvida se devem mesmo ser diferenciados. Cherny, Radbruch e Board of the European Association for Palliative Care (2009) consideram necessário distinguir o sofrimento existencial do sofrimento causado por situações difíceis, que pode parecer sem solução, mas que, com escuta e acolhida, tem a possibilidade de ser cuidado. Sofrimento psíquico tem também relação com depressão e ansiedade, que precisam de cuidados farmacológicos e terapêuticas não medicamentosas, como psicoterapia e cuidados psicossociais.

Vamos considerar, neste texto, o sofrimento existencial ligado à busca de sentido da vida, ao questionamento da biografia e dos acontecimentos vividos, em que alguns trazem angústia e sensação de fracasso. Esse sofrimento pode ficar mais agudo quando a morte está próxima.

A abordagem centrada no paciente sustenta um dos princípios fundamentais dos cuidados paliativos, que é a preservação da dignidade. No contexto hospitalar, tratar e preservar esse valor é um desafio imposto a todos os profissionais. Quando se trata de sofrimento existencial, uma questão emerge: Como identificar de quem é o sofrimento que determina a indicação – do paciente, dos familiares e/ou dos próprios profissionais envolvidos no cuidado?

Rodrigues, Crokaert e Gastmans (2018) discutem a dificuldade de distinguir o sofrimento existencial do sofrimento emocional, o que gera dilemas no âmbito médico. Essa questão é fundamental para orientar a terapêutica, principalmente quando o sofrimento é refratário, não respondendo aos cuidados propostos. Observa-se, na atualidade, uma estigmatização em relação aos problemas de ordem psíquica, que são vistos como fraqueza ou questão secundária, e para os quais não se precisa dar valor. Tanto é verdade que essa percepção é falsa que a Organização Mundial da Saúde lançou campanhas para que se dê o valor devido à depressão e ao sofrimento psíquico, muitas vezes ignorados.

Na perspectiva cartesiana, propõe-se a distinção entre os males do corpo e da mente, devendo ser tratados separadamente. Ainda nessa concepção, surge a compreensão de que os problemas físicos são reais e os psíquicos são criados pela pessoa e, portanto, não são reais, são imaginários. Ouvimos discursos afirmando que são "coisas da cabeça" e, portanto, não precisam ser levados a sério. Lembramos que todas as nossas dores passam pelo sistema neurológico e são interpretadas pelo nosso cérebro. Atualmente, procuram-se uma abordagem integrada e o conceito de dor total de Saunders, a que já nos referimos, que mostra que a dor e o sofrimento atingem várias dimensões, sendo uma delas prevalente. Quando falamos em sofrimento existencial, o elemento preponderante é de ordem psíquica, que se reflete nas dimensões sociais e espirituais, além da física.

Achette *et al.* (2020) apontam que dúvidas estão presentes quando se procura definir sofrimento existencial, mostrando que, em muitos casos, não há objetividade ou consenso. Entretanto, é o seu caráter subjetivo que ajuda a organizar suas fronteiras. A avaliação da dor é feita pelo paciente, ao atribuir valores à sua intensidade, em uma escala de zero a dez (da ausência da dor à dor mais intensa sentida), sendo a medicação prescrita de acordo com essa avaliação. Pensamos que essa mesma avaliação deveria permitir ao paciente avaliar a sua dor psíquica ou sofrimento existencial. Ou seja, é o paciente quem mais sabe sobre sua dor, qualquer que seja a dimensão em questão.

A International Association for the Study of Pain, em 1979, definiu que dor é uma "[...] experiência sensorial e emocional desagradável, associada a um dano real ou potencial dos tecidos, ou descrita em termos de tais lesões" (Pimenta, 1999, p. 31). Portanto, a avaliação da dor depende da percepção do sujeito. A subjetividade também é elemento essencial entre a dor psíquica e o sofrimento existencial. O sofrimento existencial é multidimensional, envolvendo sintomas psicológicos, espirituais e sintomas físicos, associando-se ao conceito de dor total proposto por Saunders. Nessas circunstâncias, as dores psíquica e espiritual estão na linha de frente e precisam de cuidados especializados. Entre os aspectos ligados ao sofrimento existencial, podemos arrolar os seguintes: senso de desmoralização, desespero, dependência, perda da vontade de viver, desesperança, esgotamento mental, sofrimento pelo luto antecipatório e angústia da percepção de morte. São múltiplos sintomas que podem se manifestar em intensidades diferentes, necessitando de um cuidado personalizado. Consideramos que a entrevista clínica tem um valor inestimável ao dar voz para o paciente, assim como o trabalho multidisciplinar, incluindo psiquiatras e psicólogos. O relato do paciente pode trazer mais profundidade sobre o que ele está sentindo, elucidando itens avaliados em escalas específicas. Muitos transtornos psiquiátricos são acompanhados de sofrimento existencial.

Observa-se com frequência que pessoas com intenso sofrimento desejam morrer porque não aguentam mais viver dessa forma. Sentem que precisam ter o seu sofrimento eliminado e que são uma sobrecarga para pessoas próximas. As formas de enfrentamento do sofrimento dependem da resiliência ou da desesperança, dos recursos internos e externos da pessoa, da continência e suporte de familiares e de amigos.

Observamos diferenças significativas se a pessoa tem uma doença que ameaça a vida, como o câncer, ou se é portadora de transtorno psiquiátrico. Se a pessoa estiver em programas de cuidados paliativos por ter uma doença que ameaça a vida, poderá solicitar sedação paliativa, como medida para deixar de sentir a angústia relacionada ao fato de não ter possibilidade de cura ou recuperação, ao estreitamento das possibilidades futuras e ao grande sofrimento que ainda está pela frente. A sedação paliativa é buscada também porque procedimentos para abreviar a vida, como eutanásia e suicídio assistido, ainda são ilegais em nosso país (Achette, Ribeiro e Kovács, 2019).

A sedação é o recurso utilizado quando as medidas para alívio de sintomas não surtem efeito e o paciente está em intenso sofrimento, agitação, inclusive de origem existencial. A sedação paliativa é um tratamento legalizado nos programas de cuidados paliativos quando se consideram cuidados de fim de vida. Contudo, ainda se mantém a dúvida se o paciente não estiver em processo de terminalidade. Já há discussão sobre a sedação paliativa para ajudar a diminuir o sofrimento existencial, reduzindo o nível de consciência. Segundo Taboada (2014), o paciente é a referência para a avaliação subjetiva do sofrimento, sentido como intolerável. Se o sofrimento se torna refratário, é proposta a avaliação da equipe de cuidados, considerando todos os tratamentos à disposição. Vale lembrar que a sedação paliativa é normalmente o último recurso, e não o primeiro a ser oferecido aos pacientes, sendo utilizado quando outras medidas não surtiram efeito. Assim como acontece nos casos de doenças físicas, o sofrimento psíquico precisa ser aliviado, tarefa que deve ser considerada essencial quando se pensa em dignidade de vida e de morte.

A ortotanásia, a morte correta, sem apressamento ou postergação, propõe a proporcionalidade dos tratamentos, com um balanceamento entre os benefícios dos tratamentos e seus efeitos colaterais, inserida em programas de cuidados paliativos. Nesses programas, é essencial valorizar a vontade e a autonomia dos pacientes também quando estão em sofrimento existencial. Infelizmente, nem sempre se observa a equivalência entre os vários tipos de sofrimento, sendo o sofrimento existencial considerado como fator secundário quando há uma doença que ameaça a vida. Pacientes que desejam morrer são vistos como tendo depressão e, por essa razão, não têm como avaliar o seu sofrimento; portanto, não devem participar das decisões sobre seus tratamentos. Antes de qualquer decisão desse porte, é fundamental abrir canais de comunicação, ouvir todas as partes – paciente, família e equipe. É o que se chama de decisões compartilhadas.

Os programas de cuidados paliativos na atualidade propõem que se realize um plano de cuidados e de intervenções, garantindo a ortotanásia; a mesma coisa deveria ser proposta quando se está diante do sofrimento existencial, dando lugar para a fala do paciente e buscando o consenso, como apontam Sterck e Raus (2017).

A literatura aponta fragilidades na compreensão e na aplicação dos princípios éticos para fundamentar a sedação paliativa por sofrimento existencial, porque, na sedação paliativa, pode ocorrer a morte como efeito secundário, o que sempre dificulta as decisões. O reverso dessa questão é tentar manter a vida a todo custo, o que resulta na distanásia.

Pessoas em sofrimento físico e psíquico podem desejar morrer e muitos podem ser os motivos, entre os quais a ideia da morte vista como forma de eliminar o sofrimento. Idosos podem desejar a morte enquanto ainda têm força e controle. Pessoas que vivem situações de humilhação, vergonha, desonra e estigma podem desejar morrer como forma de escapar dessas situações ou de castigar quem provoca as situações que estão vivendo, como os familiares. Sejam quais forem os motivos, o mais importante é o processo de escuta para poder conhecer melhor o que está sendo vivido. O desejo de morrer não equivale ao desejo de ser "matado" ou ser morto, como apontam Hennezel (2004) e Chochinov (2006). Para algumas pessoas, essa escuta diferenciada e atenta ou um cuidado mais específico para o que causa sofrimento podem eliminar o desejo de morrer ou facilitar a resignação sobre uma situação que não pode mudar, mas que, se acolhida, pode ser ressignificada.

A sedação intermitente, assim como no caso de pacientes com doenças que ameaçam a vida, pode ser um cuidado indicado para pacientes com sofrimento psíquico refratário. É diminuir a vida de consciência, oferecer repouso induzido em meio à agitação. Implica a retirada de certos tratamentos que acabam aumentando o sofrimento, como a contenção física e a limitação de movimentos.

Segundo Achette *et al.* (2020), para a European Association for Palliative Care (EAPC), é preciso ter a avaliação de um profissional de saúde mental para a decisão sobre sedação paliativa. Observamos, na atualidade, a presença de psiquiatras em programas de cuidados paliativos, que poderão ajudar na decisão de utilizar a sedação intermitente para pacientes em cuidados paliativos com sofrimento existencial. A questão permanece quando se considera a decisão para pacientes que não estão em programas de cuidados paliativos. Os princípios dos cuidados paliativos apontam para a preocupação com a qualidade de vida e com alívio de sintomas e o compromisso de evitar distanásia.

O objetivo principal dessa discussão é evitar um final de vida doloroso para pessoas com doenças mentais ou em sofrimento existencial, muitas vezes, carregado de angústia para pacientes e familiares. Prestar esclarecimento a pacientes e familiares é fundamental. O processo é mais tranquilo quando o psiquiatra acompanha o paciente há algum tempo, durante a trajetória da doença, e conhece seu paciente, com seus valores e suas crenças.

O sofrimento existencial é multidimensional e complexo, necessitando de uma equipe que trabalhe em conjunto, cuidando do paciente e da família. É fundamental estabelecer um plano de cuidado, porque decisões sobre início ou interrupção de tratamentos apresentam dúvidas e incertezas, como é a decisão da sedação paliativa. É essencial haver compartilhamento, cooperação, cumplicidade e conexão.

Apresentaremos, a seguir, o caso de uma jovem com intenso sofrimento existencial, que solicitou eutanásia. Em janeiro de 2018, na Holanda, Aurelia Brouwers, de 29 anos, teve morte assistida com ajuda médica. Ela era portadora de doença mental e não estava em estágio de terminalidade. Relatou que tinha sofrimento psíquico intenso e que viver era uma tortura. Foi diagnosticada com depressão aos 12 anos e efetuou várias tentativas de suicídio, sendo salva de todas (Pressly, 2018). Lembremos que, na Holanda, a eutanásia é permitida em caso de sofrimento refratário, mas sempre relacionada à terminalidade da vida. Nesse caso, o critério para morte assistida foi o de sofrimento refratário, sem opções de tratamento para amenizá-lo (Pressly, 2018).

Em nosso meio, a eutanásia e a morte assistida não estão legalizadas. No entanto, podemos discutir o que temos como procedimentos legalizados em nosso meio: a ortotanásia e os cuidados paliativos.

É importante ressaltar que há muitos profissionais que não aceitam o desejo de morrer, podendo incorrer em erro ao considerá-los sempre relacionados com depressão, sem escutar com atenção a motivação. Procuram medidas interventivas rápidas para calar esse processo. Lembremos que a escuta atenta é o primeiro passo para melhor compreensão do que motiva esse desejo e da sua relação com o sofrimento existencial intenso. Não implica matar a pessoa. Não proceder à escuta atenta pode ser também uma forma de infligir sofrimento. Há pessoas que vão se matar por ações suicidas, outras vão tentar e poderão usar procedimentos que são dolorosos, degradantes, levando a graves mutilações e sequelas.

A sedação paliativa, no caso de pacientes em estágio de terminalidade, é o último recurso, quando todos os tratamentos para alívio de sintomas já foram tentados. O mesmo deve ser considerado no caso de sofrimento refratário, com uma medicação que possa ajudar a aliviar os sintomas, diminuindo a consciência, o que, como efeito secundário, pode levar à morte.

A ortotanásia propõe a proporcionalidade dos tratamentos, por meio de um balanceamento entre os benefícios dos tratamentos e os seus efeitos colaterais. A busca da ortotanásia, a morte certa, com dignidade, está inserida em programas de cuidados paliativos. Nesses programas, valorizam-se a vontade e a autonomia dos pacientes também quando estão em sofrimento existencial, que não deveria ser um impedimento para esse respeito, o que infelizmente nem sempre ocorre. Muitas vezes, considera-se que quem deseja a morte certamente está deprimido e, por essa razão, não pode decidir sobre sua vida. Antes de qualquer decisão desse porte, o principal é estabelecer uma comunicação efetiva, é ouvir paciente, família e equipe, garantindo a tomada de decisões compartilhadas.

Há sempre o questionamento sobre qual o sofrimento que se pretende mitigar: o do paciente, o dos familiares, o dos profissionais ou de todos eles.

A questão que pretendemos discutir é se uma pessoa com depressão pode declinar um tratamento ou pedir para não ser salva de mais uma tentativa de suicídio quando deseja morrer. É a questão da legitimação da autonomia do paciente psiquiátrico, envolvendo a dignidade humana.

O Termo de Consentimento Livre e Esclarecido (TCLE), nas diversas doenças, é a possibilidade de garantir a escolha, respeitando a autonomia do paciente, o princípio máximo para decisões clínicas. Como fazer quando essa competência não é respeitada, por suspeita de sofrimento psíquico ou depressão? Há uma exigência de avaliação psiquiátrica, como se não fosse possível validar a expressão do paciente, no caso de ele poder falar por si. Considerando o caso de Aurelia, que relatou de forma clara o seu sofrimento, seriam necessárias quantas avaliações para que fosse considerado como verdadeiro?

Para os procedimentos realizados em pessoas com doenças variadas, o TCLE é o documento obrigatório a ser assinado para que o procedimento seja realizado. No caso das doenças psiquiátricas, ele tem o nome de Assentimento Livre e Esclarecido, para que se destaque que se trata de doença mental. O que está em jogo é que o esclarecimento é sempre necessário para qualquer situação em que procedimentos devam ser realizados. Então, é difícil entender a diferença entre os termos.

Por que a competência é validada no caso de pessoas que têm doenças que limitam a vida, com as diretivas antecipadas de vontade, e é questionada no caso de dor psíquica ou sofrimento existencial, com tantas discussões? Por que a depressão não valida a interrupção de certos procedimentos que causam grande sofrimento ao paciente? Poderia o paciente psiquiátrico nomear um representante de saúde para falar por ele quando a sua competência estiver em dúvida? Se o pedido do paciente e do seu representante coincidirem, pode ser a indicação de que há uma confirmação do desejo do paciente. Não é garantia, mas é uma possibilidade a ser pensada, principalmente se o representante não for familiar.

Consideramos que transtornos psiquiátricos são doenças que também ameaçam a vida, como é o caso da depressão, do transtorno bipolar, da ideação e da tentativa de suicídio. Foram então desenvolvidas as diretivas antecipadas psiquiátricas (DAP), específicas para esses quadros. Elas se relacionam com o pedido para evitar tratamentos como medicação psicotrópica, terapia eletroconvulsiva e internações hospitalares (Tavares, Ribeiro e Dadalto, 2019), tratamentos esses que visam impedir a todo custo suicídios, mutilações ou acidentes. A dúvida é que esses tratamentos podem configurar distanásia psiquiátrica ao manter, a todo custo, a vida de uma pessoa que deseja morrer, porque tem sofrimento psíquico intolerável. Lembremos que alguns dos procedimentos hospitalares são executados com violência para impedir que a morte ocorra, como amarrar a pessoa na cama ou outras formas de contenção física. Assim, observa-se a desproporcionalidade de tratamentos para pacientes com doença psiquiátrica sem possibilidade de recuperação. Não se trata de eutanásia, e, sim, de ortotanásia, em que procedimentos são oferecidos para alívio de sintomas e qualidade de vida. Essa seria a aplicação de medidas proporcionais, impedindo a distanásia. Essa é uma discussão que precisa ser levada em conta ao considerar tratamentos psiquiátricos.

Profissionais da saúde mental se questionam se pacientes com doença mental grave e persistente conseguem especificar e justificar suas preferências nas DAPs. Pensamos que deve ser realizado mesmo procedimento que nas DAVs, em que o paciente conversa com seu médico sobre os tratamentos a que não quer se submeter. Pacientes com doença mental poderiam conversar com seus psiquiatras sobre os tratamentos propostos e aqueles a que não quer ser submetido. O paciente teria direito a todos os esclarecimentos de que precisasse para ajudar na sua decisão, sem coerção, com consentimento. Repete-se a proposta da decisão compartilhada, e não da autonomia solitária. Não se trata de matar o paciente, e, sim, auxiliar no seu processo de finalização da vida. Assim como as DAVs, as DAPs são documentos importantes de ajuda aos psiquiatras para evitar medicalização e hospitalização (Chochinov, 2006; Trachsel *et al.*, 2016). As conversas entre pacientes e seus psiquiatras e psicólogos permitem maior conhecimento sobre a doença, os sintomas que embasam os tratamentos, estimulando a possibilidade de controle, autodeterminação e autonomia.

Muitos profissionais de saúde não conhecem as DAVs e, menos ainda, as DAPs, sobre as quais ainda temos poucas referências em nosso país. A argumentação apontada é a falta de preparo dos profissionais. É fundamental abrir espaços para o conhecimento, para a discussão e para as reflexões sobre o tema.

Atualmente, observa-se o desenvolvimento da psiquiatria paliativa, definida pela Organização Mundial da Saúde. O seu público-alvo são os pacientes com transtornos psiquiátricos e tem como objetivo propor a redução de danos e a prevenção da internação psiquiátrica, envolvendo a atuação de equipes multidisciplinares. É uma nova definição de cuidados a pacientes psiquiátricos crônicos.

A anorexia e a dependência química exemplificam situações que envolvem risco de morte com gravidade e cronicidade, desafiando os limites terapêuticos. Apresentam alto risco de suicídio, envolvendo conflitos éticos, legais e clínicos. É preciso pensar na ortotanásia nesses casos, para impedir a distanásia no afã de evitar a morte. Um exemplo dessa situação é forçar a alimentação para uma pessoa que não quer comer, porque sente que a comida agride seu corpo, provocando mal-estar e nojo. Para os dependentes químicos, uma ação distanásica pode ser a redução drástica da disponibilidade da droga, tendo, para isso, que forçar a internação ou a contenção física das pessoas no leito, em meio ao sofrimento intenso da abstinência. Ao analisar essas situações, observa-se que o valor maior é a vida, independentemente de sua qualidade, sem considerar o sofrimento da pessoa. Evitar o risco de vida é questão essencial na prática de profissionais de saúde, mas nos perguntamos a que custo. Será que essas formas de cuidado não acirram mais o desejo de morrer e o risco de suicídio? Podem inclusive envolver o hiperintervencionismo (Tavares, Ribeiro e Dadalto, 2019). Será que não se deveria discutir a diminuição de riscos, para preservar a qualidade e a dignidade da vida? Estamos colocando em interrogação, porque, qualquer que seja a resposta, ela provoca conflito e a necessidade de reflexão.

Acrescentemos a esta discussão as tentativas recorrentes de suicídio. Devem as pessoas que tentam suicídio inúmeras vezes ser sempre salvas? Se considerarmos o imperativo de vida, as pessoas devem, sim, ser salvas sempre. Mas, se considerarmos a qualidade de vida, manter a vida a todo custo será a melhor medida? Podemos estar diante de casos de sofrimento refratário, em que a morte pode ser uma forma de alívio. Serão essas situações semelhantes a casos de doença avançada, em que os sintomas não conseguem ser paliados? No caso de doenças que ameaçam a vida, buscam-se tratamentos que favoreçam o alívio de sintomas para amenizar o sofrimento, diminuindo-se os procedimentos modificadores da doença, e, se for necessário, é proposta a sedação paliativa para diminuir o nível de consciência. Assume-se o risco de que a morte possa ocorrer como efeito secundário, e não primário. Há casos em que, após a sedação, se reverte a situação de sofrimento intenso, podendo ser diminuída a sedação, uma sedação intermitente. Não se deveria tentar o mesmo recurso com pacientes que têm doença mental ou sofrimento existencial intenso e refratário? Nesses casos, o objetivo seria o de aliviar o sofrimento, diminuindo-se o nível de consciência. Trata-se da sedação paliativa intermitente, como apontam Achette *et al.* (2020). A psiquiatria paliativa desperta essa discussão em nosso país, como apontam as autoras.

O grande desafio é quando entram em cena as doenças mentais e o sofrimento existencial. Logo surge a questão: Terá o paciente competência e possibilidade para decidir sobre a sua vida? Esse ponto precisa ser discutido – como retomar a autonomia de pessoas que estão com depressão ou em sofrimento psíquico. Qual a relação entre o sofrimento existencial e a possibilidade de avaliar sua própria vida? Como diferenciar as perdas cognitivas e até que ponto as pessoas podem responder sobre sua própria vida? No caso de doenças não psíquicas, por exemplo, a doença de Alzheimer, procura-se consultar a pessoa no início da doença para saber o que ela deseja para sua vida, como aponta Burlá (2015). Para as situações mencionadas, o melhor é oferecer escuta e esclarecimento para a compreensão do que a pessoa deseja para a sua vida até o seu final.

É fundamental compreender o que é futilidade terapêutica em psiquiatria, como forçar a ingestão de comida em uma pessoa com anorexia, que não quer comer, porque sente que a comida é um veneno; recuperar uma pessoa na sua enésima tentativa de suicídio, quando tenta desesperadamente morrer; a internação compulsória, com a pessoa amarrada e totalmente confinada, para impedir qualquer ação que possa ter risco suicida, como se estivesse num presídio. A morte é aceita como evento natural para uma pessoa com doença avançada, mas ainda não pode ser para um paciente psiquiátrico com sofrimento existencial refratário? Não há respostas definitivas para essas questões, mas é fundamental estabelecer o debate urgentemente. A empatia e a compaixão com o sofrimento psíquico devem ser as atitudes principais, e não a classificação, o julgamento e a decisão paternalista, em que se considera o paciente psiquiátrico como incapaz de controlar a sua própria vida, como uma avaliação *a priori*.

Arrolamos algumas questões sobre sofrimentos psíquico e existencial refratário, mortes indignas e distanásia psiquiátrica. A seguir, levantaremos pontos de discussão sobre mortes com dignidade, incluindo pacientes psiquiátricos com sofrimento existencial refratário.

2.4 Morte com dignidade: critérios, definições e ortotanásia

A morte com dignidade mantém estreita relação com os princípios e valores da pessoa e é marcada pela cultura e pelo entorno familiar. A busca de dignidade é responsabilidade do paciente, no exercício de sua autonomia, e precisa ser respeitada e legitimada. Há uma estreita relação entre dignidade, respeito e a apropriação do processo de morrer pelo sujeito. Na mentalidade da morte interdita, a morte passou a ser propriedade da medicina, tornando-se medicalizada. Para Gawande (2015), dignidade na vida e na morte implica ter controle sobre a vida e ter o máximo de independência possível.

O final da vida é tempo de introspecção e avaliação. É preciso compreender a diferença entre introspecção e depressão. Por essa razão, oferecer antidepressivos e criar um ambiente *alegre* pode interferir seriamente no processo da morte. Morrer demanda energia psíquica, que se soma à fadiga provocada pela falência de órgãos. Um ambiente calmo e tranquilo é muito importante nesse processo.

A boa morte é uma construção pessoal, que envolve os princípios e valores da pessoa e da família. Floriani (2016) alerta que a *obrigação* da boa morte pode dificultar o alívio de sintomas, fazendo que pacientes deixem de expressar sua dor e seu sofrimento. Profissionais podem se sentir em dúvida se continuam o programa de alívio de sintomas ou se preservam a individualidade do paciente? Em uma perspectiva antropológica, Menezes (2004) afirma que não existe uma boa morte ideal e padronizada. A busca desse ideal pode tornar o processo genérico, sem respeitar as singularidades de cada paciente. A dignidade que preserva a autonomia das pessoas permite diversidade nas possibilidades da morte com dignidade e exige flexibilidade dos profissionais.

Byock (1997) aponta que várias pessoas querem morrer em casa, com a família, com conforto e sem dor. A UTI, em caso de doença avançada, configura distanásia, com alto custo para proporcionar sofrimento inútil. Programas de cuidados paliativos são a melhor opção para esses pacientes. São a opção mais confortável para pacientes com doenças avançadas, em que a família pode estar presente na maior parte do tempo.

Para morrer com dignidade, é fundamental ter: conhecimento da aproximação da morte, controle, intimidade e privacidade, conforto para sintomas incapacitantes, opção de escolha do local da morte, informação e esclarecimento, apoio emocional e espiritual, acesso a cuidados paliativos, pessoas com quem compartilhar, acesso a DAVs e poder decisório para morrer sem impedimentos. É essencial ter controle e tomar decisões que incluam o conhecimento da doença e sua evolução. Tudo isso depende de uma comunicação eficaz com a equipe médica, que permita ao paciente expressar seus desejos e suas necessidades.

A ortotanásia, proposta pela Resolução CFM n. 1.805/2006, completa 14 anos e precisa de constante revisão. É a morte correta, que não é apressada nem postergada. Está estritamente ligada a tratamentos ativos para controlar sintomas físicos e psíquicos, agregando cuidados sociais e espirituais, por isso, precisa ser conduzida por uma equipe multidisciplinar e sintonizada. Tem também como função organizar cuidados à família na elaboração do luto antecipatório e no pós-óbito. Ortotanásia é atitude de respeito e ética ao paciente, sem a intenção de prolongar uma situação irreversível, tampouco de abreviar a vida (Achette, Ribeiro e Kovács, 2019).

Cuidados paliativos, segundo a Organização Mundial da Saúde, propõem-se a oferecer qualidade de vida a pacientes que enfrentam uma doença que ameaça a continuidade da vida, por meio da prevenção e do alívio do sofrimento, buscando identificação precoce e tratamento impecável da dor e de outros problemas físicos, psicossociais e espirituais, em uma abordagem multidisciplinar e integrada. Tem como princípio também oferecer cuidados e suporte à família desses pacientes durante toda a trajetória da doença. Busca manter o paciente o mais ativo e funcional possível, entendendo a morte como um processo natural, sem apressá-la ou postergá-la (ANCP, 2017).

Em outro texto (Kovács, 2018), apontamos que a dignidade no final de vida está vinculada à continuidade de cuidados, sem interrupções drásticas, como havia entre os chamados tratamentos ativos, modificadores da doença, e os paliativos, em que o foco está no alívio de sintomas e na qualidade de vida. Na atualidade, propõe-se que haja complementaridade entre tratamentos que investem na cura ou na recuperação, sem deixar de lado a qualidade de vida. Por essa razão, cuidados paliativos devem estar presentes desde o diagnóstico da doença.

A resolução da ortotanásia foi elaborada como medida para evitar a distanásia ao possibilitar, sem infringir a ética, a interrupção de tratamentos e o desligamento de aparelhos que têm como objetivo manter o *status quo* da situação de doença em pacientes sem possibilidade de recuperação. Compreendendo melhor, são interrompidos os tratamentos que não trazem benefícios, mantendo-se os cuidados para qualidade de vida. Portanto, não se trata de eutanásia, e, sim, de medida proporcional à situação do paciente. É importante que a ortotanásia seja explicada ao paciente e aos familiares, pois será realizada com o consentimento deles, sendo necessários informação e esclarecimento. É preciso também ter a clareza de que os cuidados para alívio de sintomas e qualidade de vida devem ser mantidos até o momento da morte. Para melhor compreensão do assunto, sugerimos a leitura da Resolução CFM n. 1.805/2006 (Conselho Federal de Medicina, 2006). Mais uma vez, ressaltamos que não se trata de eutanásia, como foi e é erroneamente entendida, e sim uma medida para evitar a distanásia, ao interromper tratamentos que não trazem benefício nenhum e prolongam um processo que, em muitos casos, não é mais vida, uma vez que ela não se mantém sem todos os recursos para sustentá-la artificialmente.

A preparação para a morte pode se iniciar em qualquer época da vida, com a comunicação entre os familiares sobre o que é importante no final da vida. Essa preparação implica também organização social e financeira, bem como a definição do que não se deseja, por meio de documentos a serem apresentados aos médicos ou pela nomeação de um representante de saúde.

A morte com dignidade tem relação com autonomia, a possibilidade de escolha do que se considera essencial nesse momento. Floriani (2016) traz mais um valor à ortotanásia, que é a kalotanásia, relacionada aos valores éticos, estéticos e ritualísticos. Agregam-se valores importantes nesse momento, por isso, o local da morte deve ser considerado com cuidado. A UTI é local para tratamentos intensivos, com vários dispositivos, como isolamento e horário restrito de visitas, e não favorece a morte com dignidade, por isso, não deve ser local de escolha para o final de vida de pacientes com doenças crônicas, degenerativas, sem possibilidade de recuperação. Nesses casos, um local tranquilo pode ser em casa ou em instituições com a presença de familiares e amigos para viver os últimos tempos com conforto e tranquilidade. Essa é uma tarefa importante dos programas de cuidados paliativos nos cuidados de final de vida. A família é cuidada durante toda a trajetória da doença, compreendendo-se que o seu sofrimento pode ser mais intenso nos momentos finais da vida.

É importante desenvolver medidas que possam preservar a dignidade e a autonomia do paciente e da família no processo de decisão sobre tratamentos. As decisões compartilhadas, envolvendo equipe de saúde, paciente e família, são o melhor caminho, porque profissionais conhecem as doenças, os sintomas, os tratamentos com seus benefícios e efeitos colaterais, e os pacientes e seus familiares conhecem a sua história de vida, valores e crenças (Emanuel e Scandrett, 2010; Forte e Achette, 2018). Decisões sobre implantação e interrupção de tratamentos necessitam de tempo e prudência, além de informação e esclarecimentos acerca da doença, da sua trajetória, dos tratamentos, com seus benefícios e suas limitações.

Não se trata de uma decisão solitária, e, sim, solidária. Paranhos (2014) afirma que, na atualidade, o receio não é só com o paternalismo, mas também com o que a autora chama de respeitoso abandono do paciente, em nome da autonomia, para que tome decisões sozinho sobre procedimentos que não conhece, eximindo o profissional da responsabilidade (Achette, Ribeiro e Kovács, 2019).

Outro movimento importante nos séculos XX e XXI é ampliação dos programas de cuidados paliativos, relacionados com a prática da ortotanásia. O objetivo principal desses programas é a busca da qualidade de vida na trajetória da doença e no seu agravamento, com alívio de sintomas e conforto nas dimensões física, psíquica, social e espiritual. O desafio atual é favorecer a oferta de cuidados paliativos para um número maior de pessoas, já que ainda há poucos programas para a imensa população brasileira, o que contribui para mortes indignas em nosso país.

Os cuidados paliativos envolvem um *continuum* de cuidados, começando no diagnóstico de uma doença que ameaça a vida até o seu final, tanto com tratamentos que envolvem cura e recuperação como com os que enfatizam o alívio de sintomas e a qualidade de vida com intensidades diversas. No início da doença, há procedimentos que são propostos porque se buscam cura ou remissão de sintomas. Com o avanço da doença, o alívio e o conforto se tornam prioridade em detrimento de tratamentos, que não mais trazem benefícios e só visam prolongar o estado atual, podendo caracterizar futilidade médica. Interromper esses tratamentos é imperativo ético.

Os cuidados paliativos estão registrados no Código de Ética Médica do Conselho Federal de Medicina, como apontam Pessini e Hossne (2012). Ao tecerem comentários sobre o documento, os autores apontam que essa versão traz orientações sobre os cuidados no final da vida, destacando o não abandono dos cuidados médicos, combatendo a distanásia e reforçando a necessidade dos cuidados paliativos. Eles estimulam a autonomia de pacientes com doenças crônicas, degenerativas e demências. O objetivo é preservar sua dignidade, aliando o desenvolvimento técnico à manutenção de valores humanos.

Apresentamos, a seguir, a morte com dignidade para pacientes com transtornos psiquiátricos. Terão eles direito à morte com dignidade, mesmo não tendo uma doença em estágio terminal? Esse tema ainda tem pouco espaço de discussão em vários países e em nosso meio também.

2.5 Psiquiatria e cuidados paliativos

Segundo Tavares, Ribeiro e Dadalto (2019), a questão está em como garantir a expressão de vontade de quem tem problemas mentais, reconhecendo a sua possibilidade de decisão. É muito importante favorecer a tomada de decisão compartilhada entre paciente, familiares e equipe de saúde para poder chegar a um consenso.

Pacientes com doença psiquiátrica têm sua autonomia questionada quando divergem dos profissionais de saúde. Os conflitos aumentam quando há pedido de eutanásia psiquiátrica. Como não temos a eutanásia liberada em nosso país para nenhuma condição, não cabe essa discussão no momento. Entretanto, pensamos ser essencial a discussão sobre a distanásia psiquiátrica e formas de evitá-la (Achette, Ribeiro e Kovács, 2019).

Estão em discussão as diretivas antecipadas psiquiátricas, com o paciente psiquiátrico participando do seu tratamento, o que quebra o paradigma paternalista, garantindo autonomia para pessoas com doença mental e em sofrimento existencial. Elas têm direito a conhecer seu diagnóstico, seu prognóstico, seus tratamentos, com os benefícios e riscos.

A ortotanásia é um processo reconhecido para doenças que ameaçam a vida, conforme a Resolução CFM n. 1.805/2006 (Conselho Federal de Medicina, 2006). Agora precisa ser estabelecida a ortotanásia quando não há doença física que ameace ou limite a vida. Nas doenças psiquiátricas, o que impera é o sofrimento existencial, que também ameaça a vida, podendo resultar em comportamentos autodestrutivos e em tentativas de se matar, como forma de eliminar esse sofrimento.

Há uma movimentação importante na área de cuidados paliativos para que possam ser oferecidos também para pacientes com doenças que ameaçam a vida por problemas psiquiátricos com intenso sofrimento. Enfatizamos a oferta de programas de cuidados paliativos psiquiátricos para pessoas com ideação suicida e tentativa de suicídio no lugar de tentar salvá-las a todo custo, ressaltando que não se trata de eutanásia, e sim de ortotanásia psiquiátrica. Nessa perspectiva, é fundamental que haja diagnóstico diferencial, refinamento de medicações e outras perspectivas terapêuticas, com a facilitação de sistemas de comunicação entre pacientes, familiares e equipe, o que promove a qualidade de vida e a autonomia. Assim, como proposto em programas de cuidados paliativos, o tratamento deve ser centrado no paciente, com ênfase na qualidade de vida, mesmo que o risco de morte esteja presente. É uma mudança na direção dos tratamentos psiquiátricos e psicológicos, que tentam postergar a morte a todo custo. Trata-se de evitar cuidados que só valorizem a evitação da morte e oferecer cuidados ao sofrimento existencial, como propõe Hillman (1993). O autor destaca que é função dos profissionais de saúde evitar os suicídios e função dos analistas o cuidado do sofrimento, permitindo que as questões sobre a morte emerjam, estimulando a compreensão do paciente sobre seus movimentos de final de vida e suas escolhas.

Há vários transtornos psiquiátricos que apresentam risco à vida, como tentativas de suicídio, acidentes e automutilações.

Como já apontamos, no caso de doença mental, a competência do paciente fica em dúvida. Tavares, Ribeiro e Dadalto (2019) apontam a dúvida sobre como lidar com transtornos psiquiátricos que ameaçam a vida, destacando a anorexia e a dependência química, como já mencionamos. Como agir nesses casos? Serão necessárias consultorias jurídicas para orientar? Deve uma pessoa anoréxica ser alimentada à força? Um dependente químico deve passar pela abstinência amarrado ao leito? Se a resposta for afirmativa em ambos casos, salvam-se vidas à revelia das pessoas. Trata-se de futilidade terapêutica, distanásia, também considerada como hiperintervencionismo? Se não forem realizadas as intervenções à força, isso será omissão de socorro? Ou a cuidadosa escuta, sem intervenções à força, seria o caminho? É possível trabalhar com redução de danos nesses casos? Não temos ainda respostas definitivas, mas o debate precisa ser estimulado. Apenas para esclarecer, não estão em debate a eutanásia ou o suicídio assistido, o que não deixa de ser uma demanda a ser considerada no futuro.

Cuidados paliativos em psiquiatria implicam o levantamento da história da ideação suicida, o início dos tratamentos, seus riscos e benefícios, o planejamento terapêutico, a otimização da autonomia e da dignidade, o respeito à vida, um combate consistente à estigmatização do suicídio e o cuidado para evitar a distanásia.

Vamos encerrar este capítulo com a análise de um caso ocorrido na Suíça. Apresentaremos o relato, traçando alguns pontos de análise sobre a morte com dignidade em pacientes psiquiátricos.

Ribeiro e Sarsur (2018) discutem o caso de Hass, paciente psiquiátrico residente na Suíça, com referência ao seu pedido de auxílio para o suicídio assistido. Ele processa o Estado por não lhe oferecer pentobarbital sódico para ajudá-lo no seu processo de suicídio. Afirma que o Estado suíço está infringindo os direitos humanos. Esclarecemos que, nesse país, há direito ao suicídio assistido, mas não é obrigação do Estado fornecer a medicação para a realização do ato.

Na Suíça, a clínica Dignitas oferece medicação para facilitar o processo de morrer com dignidade. O senhor Hass é portador de doença psiquiátrica, mais especificamente do transtorno bipolar, que é um dos critérios de exclusão para esse processo na clínica, então, essa opção também está impedida para ele.

Os autores descrevem o sofrimento existencial do senhor Hass, que teve duas tentativas de suicídio recorrentes sem conseguir morrer. Relatam que vive 20 anos de sofrimento, com internações psiquiátricas. Hass procurou vários psiquiatras para solicitar a receita do pentobarbital, mas não teve êxito e também não conseguiu obter a receita com o Departamento Federal de Saúde Pública.

Vamos tecer algumas considerações sobre o caso. Hass tem direito a uma morte digna, mas o Estado não tem o dever de auxiliar no seu suicídio, principalmente porque se trata de doença mental, situação com as dúvidas e os conflitos sempre presentes. Um paciente com doença mental tem competência para tomar decisão sobre sua vida? Considerando esse caso, é nossa opinião que sim.

É sugerido a Hass que escolha um método para morrer que não implique a participação de terceiros, uma vez que o Estado não pode estar implicado em ajudar pessoas a morrer. Se, por um lado, os profissionais envolvidos não propõem que se impeça seu suicídio, por outro, não assumem a responsabilidade para auxiliar no suicídio de Hass, mesmo sabendo que o pentobarbital sódico é a medicação indicada para pôr fim à vida, evitando métodos dolorosos e, por vezes, ineficazes, que acabam não levando à morte e deixando sequelas. É preciso considerar que Hass teve duas tentativas de suicídio que não resultaram em morte. Não fica claro no texto se ele foi salvo ou se os métodos utilizados não levaram à morte.

Doenças psiquiátricas ainda não cabem nos critérios de terminalidade como as doenças que ameaçam a vida, como o câncer. Há também dificuldades em reconhecer a autonomia de decisão sobre a própria vida quando há doença psiquiátrica. É preciso ter garantia de que as decisões, no caso de uma pessoa com doença mental, correspondam de fato à sua vontade.

Hass procurou 170 psiquiatras, um número muito alto de profissionais, para pedir a receita do medicamento, sem conseguir. Os profissionais alegavam questões éticas ou expressavam a possibilidade de que a doença poderia ser tratada. Para Hass, a medicação era o único método para que efetivasse o suicídio com dignidade. Ele confirmou seu desejo de morrer, que era inequívoco, e não oferecer a medicação era uma violação de seu direito, no ponto de vista dele. Configura-se uma situação de conflito; é possível compreender o desejo de Hass, mas também é possível entender que psiquiatras não se sentissem eticamente respaldados para oferecer a medicação pedida. A questão é o que poderiam oferecer a ele. Foram oferecidos cuidados paliativos, ortotanásia? O material consultado não apresenta essa discussão.

No caso de doença mental, são necessários cuidado e análise aprofundada para ver se há consistência no pedido e se a decisão é autônoma, como é também o caso de doenças que ameaçam a vida. É preciso verificar se ideação e desejo de suicídio não se vinculam a uma crise temporária, se não é um pedido de socorro que pode ser atendido. Não se propõe qualquer forma de indução ao suicídio. Todas essas ponderações são importantes, mas será que as medidas de cuidado não se tornam exageradas por se tratar de uma pessoa com doença mental que, por isso, tem a sua competência questionada o tempo todo?

O suicídio não é mais crime, mas ainda é considerado como ato de violência contra si próprio, é a morte autoinfligida. Suicídios são associados frequentemente a doenças mentais, por essa razão, a pessoa com ideação ou tentativa de suicídio tem a sua competência questionada, como apontamos. As questões que se colocam são: Tem a pessoa o direito sobre sua vida e sua morte? Tem o direito de viver, mas tem obrigação de viver? Quem decide? Em pessoas religiosas, um fator de proteção para o suicídio é que a vida pertence a Deus. Mas, se a religião não é fator essencial, a quem pertence a vida: à pessoa, ao Estado, à medicina? Essa é uma questão que precisa de debate quando se discute morte com dignidade.

Observa-se que, por conta da visão do suicídio como transgressão ou doença mental, as pessoas que tentam suicídio são tratadas de forma violenta e preconceituosa, o que configura formas de maus-tratos sob o nome de cuidados. Os procedimentos são realizados como se fossem castigos, numa condenação ao ato suicida.

O artigo 8º da Convenção Europeia de Direitos Humanos (Ribeiro e Sarsur, 2018, p. 197) propõe que haja o direito a uma vida digna. As diretivas antecipadas de vontade permitem ao paciente recusar tratamentos. No caso da doença mental, foram propostas as diretivas antecipadas psiquiátricas, que ainda são pouco conhecidas em nosso meio. No caso Hass, a discussão é que poderia recusar determinados tratamentos que o *salvariam* da morte, mas não poderia solicitar o pentobarbital como auxiliar de seu suicídio. Poderia solicitar cuidados paliativos e evitar procedimentos distanásicos. Hass afirma que, sem o pentobarbital, teria uma morte sem dignidade. Essa droga pode ser conseguida de forma ilegal. É o recurso utilizado para eutanásia em animais.

É interessante a discussão trazida pelo caso: a corte suíça não é contra o direito de morrer com dignidade, mas não pode se comprometer com o fornecimento da droga para as pessoas se matarem, embora haja simpatia para que o suicídio ocorra de forma segura e digna. Lembremos que a clínica Dignitas, em Zurique, realiza a morte assistida, mas não para pacientes com doença psiquiátrica. Pensamos que essa é uma discussão importante para a atualidade, pois inúmeras tentativas de suicídio que não tiveram a morte consumada podem ser índice de grande sofrimento.

Na Suíça, país em que a morte assistida é aceita para doença física, desde que seja a vontade da pessoa, afirma-se que é necessário ter mais cuidado com doença psíquica. A droga que é oferecida na clínica Dignitas não está acessível a pessoas com transtorno psiquiátrico. O não fornecimento é para preservar a vida e proteger a pessoa, mas o que se observa é que o sofrimento psíquico não é validado com base na expressão da pessoa. A morte com dignidade deveria ser facultada a todos, com todos os tipos de doença. O excesso de zelo no caso do paciente psiquiátrico pode submetê-lo à distanásia. É preciso definir o que se configura como distanásia psiquiátrica e o que seria terminalidade para esses doentes, à semelhança daqueles que têm uma doença que ameaça a vida.

Outro ponto de destaque neste capítulo é a autonomia no caso de doença mental, sofrimento existencial e risco suicida. Há várias gradações do desejo de morrer, do pedido de ajuda para morrer, do planejamento do ato de se matar, até o ato suicida.

Um primeiro passo em relação à morte com dignidade de pacientes psiquiátricos seria o combate à distanásia: não forçar tratamentos, não internar compulsoriamente, não impedir a tentativa de suicídio a todo custo, não salvar e resgatar a pessoa mesmo contra a sua vontade. Essa discussão é importante, porque muitos profissionais de saúde e de saúde mental foram formados para salvar vidas a todo custo.

Há várias questões que podem estar na origem de desejar morrer ou se matar: a crença de ser um problema para os outros, a perda de autonomia para decidir sua morte (observa-se que pessoas ficam mais calmas quando podem ter liberdade para morrer), não ter os sintomas físicos controlados (e a falta da mesma consideração com o controle de sintomas psíquicos), depressão e desesperança, sofrimento existencial e medo do futuro.

Transtornos psiquiátricos são persistentes desafios para profissionais que trabalham com saúde mental, para garantir qualidade de vida e dignidade. Não se trata apenas de evitar os suicídios, é também preciso cuidar, oferecer qualidade de vida. Avaliação psiquiátrica, diagnóstico psiquiátrico, estado mental, histórico e registros no prontuário são elementos importantes para a busca de qualidade de vida e de tratamentos adequados.

Opções terapêuticas para transtorno psiquiátrico refratário incluem cuidados paliativos, que implicam tratamentos que não visam só prolongar a vida, e, sim, oferecer alívio a sintomas refratários, inclusive com sedação paliativa quando outros tratamentos não oferecem alívio. É preciso proceder a discussão sobre todos os tratamentos a serem oferecidos, garantindo a autonomia e a participação do paciente no seu tratamento. Oferecer escuta também diante do pedido para morrer, mesmo que ainda não se possa executar a eutanásia, ainda não legalizada em nosso meio. Em programas de cuidados paliativos, é fundamental oferecer apoio e suporte aos familiares durante todo o processo de doença.

Reiteramos a importância de discutir e definir a distanásia em casos psiquiátricos, sem ter doença física acoplada. À guisa de ensaio, poderíamos considerar o número de tentativas de suicídio, suas sequelas e o salvamento de pacientes com tratamentos violentos, coercitivos, contra a sua vontade. Mas sabemos que estamos apenas no início de uma discussão que ainda tem um longo caminho a ser percorrido.

As conclusões do capítulo (Ribeiro e Sarsur, 2018) apontam para o direito de escolher o modo de encerrar a vida, reconhecem o direito, mas o Estado não tem o dever ou obrigação de fornecer os meios para que Hass tenha uma morte indolor e digna, com a oferta da droga solicitada. Nenhum psiquiatra lhe forneceu a receita. Então, embora tenha o direito, esse não é reconhecido. Em outros países em que se pratica a morte assistida, também não há discussão para casos psiquiátricos.

Para a área do Direito, o direito ao suicídio é impróprio. O imperativo é a preservação da vida, embora se afirme que é melhor a morte do que uma sobrevida indigna. Ainda não há uma manifestação jurídica efetiva sobre a condenação da distanásia, embora essa discussão esteja se iniciando em nosso país.

A pessoa que auxilia no suicídio assistido pode não estimular o suicídio, mas pode ser incriminada. Lembremo-nos do caso de Ramon Sampedro, marinheiro espanhol que queria morrer por considerar sua vida indigna; mais do que isso, já se considerava morto. Ele não podia realizar seu suicídio, porque se tornou tetraplégico em virtude de um mergulho malsucedido. Analisamos o caso dele em outro texto, em Kovács (2013).

Em todos os casos de morte assistida, é preciso garantir se esse é de fato desejo da pessoa, como podemos ver em alguns filmes que trazem a clínica Dignitas como um dos locais que pessoas procuram para morrer com dignidade. No caso de doença mental, esse mesmo questionamento se faz: se o impulso suicida é uma angústia momentânea, passageira, ou se é permanente e consistente. É preciso definir critérios para esses casos, se é um sofrimento temporário ou recorrente. É fundamental que profissionais de saúde mental, em conjunto com o paciente e seus familiares, possam tomar decisões compartilhadas.

Terminamos este capítulo com uma citação de Rubem Alves, que sempre nos brinda com textos que nos fazem refletir.

> Tenho muito medo de morrer. O morrer pode vir acompanhado de dores, humilhações, aparelhos e tubos enfiados no meu corpo, contra a minha vontade, sem que eu nada possa fazer, porque já não sou mais dono de mim mesmo: solidão, ninguém tem coragem ou palavras para, de mãos dadas comigo, falar sobre minha morte, medo que a passagem seja demorada. Bom seria se, depois de anunciada, ela acontecesse de forma mansa e sem dores, longe dos hospitais, em meio às pessoas que se ama, em meio a visões de beleza. (Alves, 2003)

Referências

ACHETTE, D. *et al.* Terapia de sedação paliativa por sofrimento existencial. *In*: SANTOS, A. F. J.; RODRIGUES, L. F. (org.). *Manual de Terapia de Sedação Paliativa*. São Paulo: Lemar, 2020. p. 55-75.

ALVES, R. Rubem Alves: não esqueça as perguntas fundamentais. *Folha de S.Paulo*, São Paulo, 25 fev. 2003. Disponível em: https://www1.folha.uol.com.br/folha/sinapse/ult1063u326.shtml. Acesso em: 10 ago. 2020.

ANCP – Academia Nacional de Cuidados Paliativos. São Paulo: ANCP, 2017. Disponível em: https://paliativo.org.br/. Acesso em: 12 ago. 2020.

ARIÈS, P. *História da morte no Ocidente.* Rio de Janeiro: Zahar, 1977.

BOTEGA, N. J. *Crise suicida*: avaliação e manejo. Porto Alegre: Artmed, 2015.

BURLÁ, C. *A aplicação das diretivas antecipadas de vontade na pessoa com demência.* 2015. Tese (Doutorado em Medicina) – Faculdade de Medicina, Universidade do Porto, Porto, 2015.

BYOCK, I. *Dying well*: the prospect for growth at the end of life. New York: Riverhead, 1997.

CHERNY, N. I; RADBRUCH, L.; BOARD OF THE EUROPEAN ASSOCIATION FOR PALLIATIVE CARE. European Association for Palliative Care (EAPC) recommended framework for the use of sedation in palliative care. *Palliative Medicine*, v. 23, n. 7, p. 581-593, 2009.

CHOCHINOV, H. M. Dying, dignity and new horizons in palliative end of life care. *CA*: A Cancer Journal for Clinicians, v. 56, n. 2, p. 84-103, Mar./Apr. 2006.

CONSELHO FEDERAL DE MEDICINA. Resolução da Ortotanásia. Resolução n. 1.805, de 28 de novembro de 2006. Diário Oficial da União, Brasília, seção I, p. 169, 2006.

DADALTO, L.; TUPINAMBÁS, U; GRECO, D. B. Diretivas antecipadas de vontade: um modelo brasileiro. *Revista Bioética CFM*, Brasília, v. 21, n. 3, p. 463-476, 2013.

Emanuel, L.; Scandrett, K. G. Decisions at the end of life: have we come of age? *BMC Medicine*, v. 57, p. 8-39, 2010.

Esperandio, M. R.; Kovács, M. J. *Bioética e Psicologia*: inter-relações. Curitiba: CRV, 2017.

Ferreira, S.; Porto, D. Mistanásia x qualidade de vida. *Revista Bioética CFM*, Brasília, v. 27, n. 2, p. 191-195, 2019.

Floriani, C. Moderno movimento hospice: kalotanasia e o revivalismo estético da boa morte. *Revista Bioética CFM*, Brasília, v. 21, n. 3, p. 397-404, 2013.

Floriani, C. O fim da vida, o idoso e a construção da boa morte. *In*: Freitas, E. V.; Py, L. (org.). *Tratado de geriatria e gerontologia*. Rio de Janeiro: Guanabara Koogan, 2016. p. 1342-1351.

Forte, D. N.; Achette, D. Cuidados paliativos no século XXI. *In*: Fukumitsu, K. O. (org.). *Vida, morte e luto*: atualidades brasileiras. São Paulo: Summus, 2018. p. 141-154.

Fukumitsu, K. O.; Kovács, M. J. O luto por suicídios: uma tarefa da posvenção. *Revista Brasileira de Psicologia*, Salvador, v. 2, n. 2, p. 41-47, 2015.

Gawande, A. *Mortais*. Rio de Janeiro: Objetiva, 2015.

Hennezel, M. *Morte íntima*. São Paulo: Ideias e Letras, 2004.

Hillman, J. *Suicídio e alma*. Petrópolis: Vozes, 1993.

Kovács, M. J. Morte com dignidade. *In*: Fukumitsu, K. O. (org.). *Vida, morte e luto*: atualidades brasileiras. São Paulo: Summus, 2018. p. 29-48.

Kovács, M. J. Revisão crítica sobre conflitos éticos envolvidos na situação de suicídio. *Psicologia: Teoria e Prática*, São Paulo, v. 15, n. 3, p. 69-82, dez. 2013.

Menezes, R.A. *Em busca da boa morte*. Rio de Janeiro: Garamond, 2004.

Paranhos, G. K.; Rego, S. Limitação do suporte de vida pediátrico: argumentações éticas. *Revista Bioética*, Brasília, v. 22, n. 3, p. 519-528, dez. 2014.

PESSINI, L. As origens da bioética: do credo bioético de Potter ao imperativo bioético de Fritz Jahr. *Revista Bioética*, Brasília, v. 21, n. 1, p. 9-19, 2013.

PESSINI, L. *Distanásia*: até quando prolongar a vida? São Paulo: Loyola, 2001.

PESSINI, L. Humanização da dor e do sofrimento humano na área de saúde. *In*: PESSINI, L.; BERTANCHINI, L. (org.). *Humanização e cuidados paliativos*. São Paulo: Loyola: São Camilo, 2004. p. 11-30.

PESSINI, L. Humanização da dor e do sofrimento humanos no contexto hospitalar. *Revista Bioética CFM*, Brasília, v. 10, n. 2, p. 31-46, 2002.

PESSINI, L.; HOSSNE, W. S. Comissão de Ética Médica: genealogia e significado – Editorial. *Revista Bioethikus*, Centro Universitário São Camilo, v. 6, n. 3, p. 251-252, 2012.

PIMENTA, C. A. M. Fundamentos teóricos da dor e de sua avaliação. *In*: CARVALHO, M. M. J. (org.). *Dor:* um estudo multidisciplinar. São Paulo: Summus, 1999. p. 31-46.

POTTER, V. R. *Bioethics*: bridge to the future. Englewood Cliffs: Prentice-Hall, 1971.

PRESSLY, L. Eutanásia: a jovem com problemas psiquiátricos que conseguiu ajuda dos médicos para morrer. *BBC News Brasil*, São Paulo, 13 ago. 2018. Disponível em: https://www.bbc.com/portuguese/geral-45144669. Acesso em: 8 ago. 2020.

ACHETTE, D.; RIBEIRO, H. G.; KOVÁCS, M. J. Dilemas éticos e bioéticos em fim de vida: reflexões sobre sofrimento psíquico refratário. *In*: BATISTA, J. S; GUILDUGUI. S. N. (org.). *Psicologia da saúde*: conexões necessárias. Curitiba: Appris, 2019. p. 219-232.

RIBEIRO, H. G.; SARSUR, M. Morte digna na Suíça: análise do caso Haas. *In*: SÁ, M. F. F.; DADALTO, L. (org.). *Direito e Medicina*: a morte digna nos tribunais. Indaiatuba: Foco, 2018. p. 195-214.

RODRIGUES, P.; CROKAERT, J.; GASTMANS, C. Palliative sedation for existential suffering: a systematic review of argument-based ethics literature. *Journal of Pain and Symptom Management*, v. 55, n. 6, p. 1577-1590, jun. 2018.

SAUNDERS, C. *Hospice and palliative care*: an interdisciplinary approach. Londres; Edward Arnold, 1991.

SCHRAMM, F. R. A questão da definição da morte, na eutanásia e no suicídio assistido. *Mundo da Saúde*, São Paulo, v. 26, n. 1, p. 178-183, jan./mar. 2002.

SHNEIDMAN, E. *Suicide as psychache: a clinical approach to self-destructive behavior*. Londres: Jason Aronson, 1993.

STERCK, S; RAUS, K. The practice of continuous sedation at the end of life in Belgium: how does it compare to UK Practice, and is it being used as a form of euthanasia? *In*: JONES,D. A.; GASTMANS, C; MACKELLAR, C. (org.). *Euthanasia and assisted suicide:* lessons from Belgium. Cambridge: Cambridge University Press, 2017. p. 86-100.

TABOADA, P. Sedación paliativa (parte II): cuestiones éticas y principios morales. *Acta Bioethica*, Santiago, v. 20, n. 2, p. 225-235, nov. 2014.

TAVARES, R. C.; RIBEIRO, H. G.; DADALTO, L. Terminalidade da vida: psiquiatria e cuidados paliativos. *In*: BARROS, D. M.; CASTELLANA, G. B. (org.). *Psiquiatria Forense:* inferfaces jurídicas, éticas e clínicas. 2 ed. Porto Alegre: Artmed, 2019. p. 190-196.

TRACHSEL, M. *et al.* Palliative psychiatry for severe persistent mental illness as a new approach to psychiatry? Definition, scope, benefits, and risks. *BMC Psychiatry*, v. 16, jul. 2016. Disponível em: https://bmcpsychiatry.biomedcentral.com/articles/10.1186/s12888-016-0970-y. Acesso em: 10 ago. 2020.

3

Vidas interrompidas: uma reflexão sobre a abordagem jornalística do suicídio à luz das recomendações da OMS

Mônica Manir

Noticiar um suicídio classicamente provoca inquietação nos jornalistas. De imediato, teme-se que a divulgação da morte autoimpingida estimule outras pessoas a fazerem o mesmo. Essa prevenção do "efeito contágio", ainda que não expresso com esses termos, costuma constar em manuais de redação quando os profissionais de mídia dispõem de um. Entre as normas éticas e de qualidade desses manuais, um dos tópicos é não divulgar casos de suicídio. Uma ressalva se faz quando se trata de figuras públicas. Se governantes e celebridades (por vezes sintetizados na mesma pessoa) dão cabo da própria vida, essa informação tende a ser revelada na matéria, com o aval de editores e diretores de redação, mas não de todo. "Mesmo em episódio envolvendo figura pública, o noticiário deve ser tratado com discrição", enfatiza, por exemplo, o manual do Grupo Estado, que abarca todos os meios sob essa égide, entre eles o jornal *O Estado de S. Paulo* (O Estado de S.Paulo, 2005).

Na mesma medida, evita-se a exposição daqueles que cercavam quem se matou. Os sobreviventes de suicídio, como são chamados familiares, amigos, colegas próximos e mesmo da instituição na qual a pessoa trabalhava, estudava ou tinha vínculos, porventura sofrem com a estigmatização. Não bastasse a culpa que muitos deles carregam por não ter conseguido evitar a perda, o enfoque da matéria pode fazer que sejam acusados por leitores de jornal, espectadores, ouvintes e internautas de provocar o sofrimento de quem se foi, mesmo que involuntariamente. Com relação ao círculo social, portanto, o zelo normalmente também perpassa a cobertura midiática.

Existe um ponto intrínseco ao fazer jornalístico que também gera precaução no relato de um suicídio. É costume que os *leads*[1] das matérias respondam a seis perguntas básicas sobre qualquer tema a ser abordado. São elas: "O quê?", "Quem?", "Quando?", "Onde?", "Como?" e "Por quê?". Nos casos de suicídio, uma dessas perguntas – "Por quê?" – nem sempre pode ser respondida na plenitude. Há uma tendência de tentar mapear o que teria levado a pessoa ao ato extremo: distúrbio

[1] N. do E.: *lead* é a abertura de um texto noticioso, que constitui uma espécie de resumo completo do fato para o leitor.

físico e/ou mental, solidão, *bullying*, abuso sexual, baixa autoestima, desequilíbrio químico causado por drogas ou medicação, outros casos de suicídio na família, desajuste social, questões culturais e acesso fácil a meios letais. No entanto, o ato em si traz uma complexidade por vezes difícil de revelar a contento, já que mais de um fator pode estar envolvido. Além disso, na maioria das vezes, não há testemunhas do ato.

Uma alternativa seria rastrear o motivo por meio de uma mensagem de despedida, algo documental e tão caro à apuração. Contudo, mesmo quando há mensagem, o repórter experiente sabe que ela pode estar marcada pela intenção do autor de transmitir algo lapidar, que talvez corresponda mais a uma imagem a se perpetuar do que à realidade em si. Obviamente, será levada em conta na elaboração da reportagem, mas o porquê muitas vezes se vai com a pessoa, e dela já não se pode extrair um depoimento de viva voz sobre esse adeus.

Outro ponto, ainda relacionado ao *lead*, é o "Como?". Tal qual consta na cartilha sobre suicídio da Associação Brasileira de Psiquiatria e do Conselho Federal de Medicina, voltada para desmistificar a cultura e o tabu em torno do tema, "deve-se evitar as descrições pormenorizadas do método empregado, bem como fatos e cenas chocantes" (ABP, 2014, p. 51). Pensando exatamente no efeito contágio, algumas reportagens chegam a eliminar qualquer informação sobre o método, limitando-se a informar que a pessoa se suicidou. Em geral, portanto, persevera um certo "pé atrás" na cobertura de casos do gênero.

Como menciona o *Manual de princípios editoriais, normas éticas e de qualidade* do Grupo Estado, referindo-se a um ensaio do historiador e jornalista inglês Paul Johnson a respeito do que se espera de uma mídia responsável, há situações em que a atitude mais correta a se tomar, de fato, é não divulgar a verdade descoberta:

> É preciso acumular experiência no trabalho com a informação e cultivar a vontade de se autoaperfeiçoar ao longo de toda a vida para enfrentar esse tipo de desafio e até para sentir quando ele se apresenta. (O Estado de S. Paulo, 2005)

Ocorre que os casos de suicídio estão cada vez mais beirando a soleira das casas, invadindo a sala de estar, entrando pelos quartos, respingando nos banheiros, sobrepondo-se às mesas. A estatística de que a cada 40 segundos uma pessoa tira a própria vida e de que a cada 3 segundos alguém atenta contra ela alerta para um cenário do qual o jornalismo não pode se esquivar. O problema é global, com altos incrementos percentuais, a ponto de, a cada ano, o número de suicídios ultrapassar o número de mortes decorrentes de homicídio e conflitos de guerra combinados.

Nesse panorama, o Brasil ocupa a oitava posição em números absolutos. Em 2016, foram 11.433 vidas perdidas dessa forma, a maioria de homens. Dados obtidos pela BBC Brasil com base no *Mapa da violência* revelam que, de 2002 a 2014, "a taxa de suicídio na população entre 15 a 29 anos subiu de 5,1 por 100 mil habitantes para 5,6 – um aumento próximo de 10%" (Escóssia, 2017).

Não se desconsideram a subnotificação e, tampouco, a diferença regional neste país-continente. Considera-se, isso sim, que o suicídio vem se manifestando como questão de saúde pública no Brasil, mas ainda é matizado pelo preconceito.

"O sexo, o câncer e a aids já romperam algumas barreiras; o suicídio ainda não", disse Robert Paris, presidente nacional do Centro de Valorização da Vida (CVV), em matéria escrita para o jornal *O Estado de S. Paulo* (Manir, 2016), cujo gancho foi o Setembro Amarelo, iniciativa que busca iluminar a sociedade para o fato de que se está falando de um assunto inquietante e de que o silêncio sobre ele pode ser fatal. Paris afirmava que "o tabu do suicídio é filhote do tabu da morte". Ele considera que a população vem se distanciando de seus falecidos, entre outros motivos, por causa da impessoalidade dos hospitais e dos velórios longe das residências. No entanto, se levarmos em conta o número de homicídios divulgado pela mídia diariamente, não raro com detalhes das motivações dos assassinos e das lesões das vítimas, aspectos mórbidos estariam presentes com frequência no cotidiano das pessoas. "O problema é que o suicídio é morte, mas morte autoinfligida", diz, intuindo o possível estranhamento e talvez rechaço da população diante da iniciativa. Para Andrew Solomon, o suicídio não gera tanta notícia quanto o homicídio por outro motivo: "A insatisfação de uma pessoa com a própria vida é menos ameaçadora do que o ímpeto de destruir outras" (Solomon, 2018, p. 58).

O fato é que, desde a Antiguidade até os dias contemporâneos, a opção de tirar a própria vida nunca passou em branco pela sociedade. Mas, se chegou ao extremo de ser classificada como ato heroico pelos gregos, algo como "saber se retirar a tempo", acabou por ficar sedimentada como uma ofensa a Deus e aos homens, algo intolerável e, por isso, condenada ao contingenciamento à boca pequena. Botar luz em um tema que viveu tanto tempo e ainda persevera no ostracismo exige técnica, sensibilidade e uma linha mestra de conduta.

Um norte, além dos manuais de redação, em geral muito sucintos no tópico, são as recomendações da Organização Mundial da Saúde (OMS) para os profissionais da mídia quando se trata de noticiar o suicídio. Esse roteiro, divulgado em 2000 e atualizado em 2008, aponta questões aqui já mencionadas, como o efeito contágio, o cuidado com os sobreviventes e a descrição restrita do método usado. No entanto, estende-se por outros tópicos, como o uso ponderado de fotografias e vídeos, se for o caso de usá-los, e a importância de instruir a população sobre o assunto. O presente capítulo se propõe a avaliar alguns deles, buscando contextualizá-los no cotidiano das redações sempre que parecer possível e salutar.

3.1 Desenvolvimento

A OMS divulga um número desconcertante quanto ao suicídio no mundo: em média, 800 mil pessoas por ano arrematam tragicamente sua própria existência. Na versão do manual que elaborou para profissionais da mídia em 2000, ela afirma, logo nos primeiros parágrafos, que a maioria das pessoas que cogitam cometer suicídio são ambivalentes, não estando exatamente confiantes de que desejam morrer. Um gatilho possível seria a publicidade extrapolada dos suicídios. "A maneira como os meios de comunicação tratam casos públicos de suicídio pode influenciar a ocorrência de outros" (OMS, 2000).

A OMS se baseia, em parte, nos efeitos do romance *Os sofrimentos do jovem Werther*, do alemão Johann Wolfgang von Goethe, publicado em 1774. Goethe, então com 25 anos, escreveu o livro em quatro semanas, inspirado pelo suicídio de um jovem que conhecia bem, chamado Karl Wilhelm Jerusalem. O moço se matou com um tiro de pistola, e Goethe associou o ato tresloucado ao fato de o amigo ter sido rejeitado por uma mulher casada. Meses antes, o próprio Goethe sofrera desilusão semelhante ao se apaixonar pela também comprometida Charlotte Buff.

Em 1775, o livro foi traduzido para o francês, seguido de versões inglesas entre 1779 e 1810. Dois anos depois do lançamento, em 1777, portanto, começa seu efeito contágio, a princípio de forma "fashionista". Leitores passam a se vestir com calça amarela e jaqueta azul, à moda de Werther, o protagonista. Outros, no entanto, decidiram extrapolar e copiaram seu destino trágico. Um sueco atirou em si mesmo com uma pistola e com o livro de Goethe aberto ao seu lado; um sapateiro se defenestrou, carregando um exemplar de Werther no colete; uma moça, acreditando-se abandonada pelo amado, afogou-se com o romance no bolso, e por aí correram os casos.

A repercussão da obra, afirma o historiador George Minois, seria reflexo de maior sensibilidade para o assunto naqueles tempos de sensualidade contida, destino implacável, juventude e morte.

> A história desse amor impossível entre um jovem e uma esposa casta que termina em um comovente suicídio representa a união plena da vaga

> e da vertigem das paixões primordiais: o amor, a morte e a incomunicabilidade entre as pessoas. (Minois, 2018, p. 334)

O livro, marco do movimento romântico, é vetado em certas regiões. Goethe, acusado de "envenenador público", insere uma frase na segunda versão da obra, um ano depois, a título de precaução: "Seja homem e não me siga".

Para Minois, imputar ao romance a responsabilidade por aquelas mortes juvenis não fazia sentido diante de toda a literatura que, séculos antes, relatava suicídios ao deus-dará sem angariar tanta ira. "Se as reações a Werther são tão explosivas, é porque muitos têm a impressão de que o suicídio se tornou um 'fenômeno social', um temível flagelo com o que não se tem o direito de brincar" (Minois, 2018).

O então alcunhado "efeito Werther" se repete em outros momentos. Os suicídios em Nova York aumentaram depois da publicação, em 1991, de *Final Exit: The Practicalities of Self-deliverance and Assisted Suicide for the Dying* (*Saída final: aspectos práticos da morte por autolibertação e suicídio assistido*, em tradução livre), escrito pelo repórter britânico Derek Humphry, também mencionado de relance na versão do manual da OMS de 2000. Trata-se de um guia para doentes terminais que pretendem antecipar a própria morte, à semelhança da mulher do autor, Jean, que tomou uma *overdose* intencional de medicação enquanto enfrentava um penoso e irremediável câncer. Uma versão francesa semelhante do volume, *Suicide, mode d'emploi*, também teria ajudado a elevar a taxa de suicídios naquele país, especialmente por causa do conteúdo do décimo capítulo, que escancarava os nomes e as receitas dos medicamentos mortais.

Escrito por Claude Guillon e Yves Le Bonniec, foi publicado em 1982 e vendeu mais de 100 mil cópias. Sua venda foi interditada na França nove anos depois.

Quando o suicídio envolve celebridades, jovens ou nem tanto, o impacto costuma se intensificar – e esse dado é destacado em ambas as versões do manual. A OMS lembra que glorificar a morte por suicídio de alguém famoso pode dar a entender que a sociedade exalta esse tipo de comportamento. Sugere que se evitem especulações sobre o motivo do ato e que se espere pela informação da causa. No entanto, ela mesma reconhece a dificuldade de se estabelecer o motivo desencadeante de um suicídio, considerando-o múltiplo e complexo: "Suicídio nunca é resultado de um simples fator ou evento" (OMS, 2000). Aponta doença mental e impulsividade como atores importantes nesse quadro e não descarta aspectos genéticos, culturais e socioeconômicos. Lembra que a complexidade do ato tem um impacto devastador sobre familiares e amigos, que tentam ligar os pontos com sinais que talvez lhes tenham escapado. Indica, enfim, que a reportagem jornalística deve cobrir se não todos, pelo menos alguns desses aspectos, inferindo que isso educaria a população.

Solomon (2018) também trata desse tema ao dizer que a mídia de massa, quando noticia casos de suicídio, quase sempre oferece um "motivo", buscando atribuir lógica à falta de lógica do autoextermínio. Essa racionalização, diz ele, é particularmente comum quando se trata do suicídio de celebridades, porque a ideia de que alguém possa se sentir infeliz apesar de um grande sucesso mundial parece fora de propósito. Ele lembra, com certa ironia, que,

> como há sempre coisas indo mal na vida de qualquer um a todo momento, a indústria das explicações geralmente nos diz que a pessoa em questão tinha um casamento horrível, ou era uma viciada incurável, ou acabara de sofrer um fracasso profissional, ou estava sob influência de um culto qualquer. (Solomon, 2018, p. 46)

Vale dizer, em nome do jornalismo acurado, que talvez o silêncio sobre os possíveis motivos envolvidos nessa morte seja o melhor passo num primeiro momento noticioso. Se famílias ditas "comuns" têm suas ressalvas para, por exemplo, liberar informações sobre o estado emocional de um parente que se matou, o *entourage* de um artista tentará cercar, de todas as formas, as versões que serão publicadas em seu obituário. O acesso aos bastidores de uma morte por suicídio depende, em grande parte, da pesquisa do repórter por diferentes flancos da vida da pessoa perfilada e do acesso a fontes confiáveis. Ressalta-se que, por vezes, o motivo principal encontrado pode se mostrar fútil e incompleto aos olhos de quem lê o relato. Culpam-se a reportagem ou o retratado pela aparente superficialidade. Daí a necessidade não apenas da contextualização, mas também da percepção de que um quadro na parede nem sempre agrada a todos e nem por isso deve ser desconsiderado como peça representante de um movimento contemporâneo talvez ainda incompreensível. Resgatando Jacques Peuchet, em livro assinado por Karl Marx (2006, p. 26), "o Homem parece um mistério para o Homem; sabe-se apenas censurá-lo, mas não se o conhece."

A título de ilustração, há quem pergunte sobre as razões sólidas que levaram celebridades como Marilyn Monroe, Robin Williams, Philip Seymour Hoffman, Heath Ledger, Chester Bennington, Anthony Bourdain, Kate Spade, Lucy Gordon, Chris Cornell, Alexander McQueen, Kurt Cobain, e os brasileiros Getúlio Vargas, Leila Lopes, Champignon, Chorão, Walmor Chagas, entre outros, a esse ato deliberado. Mas sabe-se que tal ato nem sempre se restringiu às suas páginas na Wikipédia. No mês seguinte à morte de Marilyn Monroe por ingestão de barbitúricos, o número de indivíduos que se mataram nos Estados Unidos subiu 12%. A atriz perdeu a vida em 4 de agosto de 1962. Segundo pesquisa divulgada pela revista científica *PLOS ONE,* a morte do ator Robin Williams por enforcamento, em 11 de agosto de 2014, aos 63 anos, também coincidiu com o crescimento de suicídios. Projetava-se que aproximadamente 16.850 americanos se matariam entre agosto e dezembro daquele ano, mas o número escalou. Foi 10% maior.

Dentro da proposta da discrição, ambos os manuais da OMS pedem que os jornalistas não lancem holofotes sobre locais tradicionalmente escolhidos para o suicídio, como pontes, prédios e estações férreas, a fim de evitar que tais lugares ganhem essa reputação e virem destinos mórbidos e recorrentes. Os próprios administradores dessas localidades tendem a seguir essa recomendação de sigilo. Responsável por transportar diariamente 4 milhões de usuários, a Companhia do Metropolitano de São Paulo costuma lidar com interrupções no sistema em virtude das tentativas de suicídio em suas linhas, mas não divulga informações a respeito. Afirma apenas que iniciou o processo de licitação para adquirir novas portas de vidro. Instaladas à beira das plataformas, elas se abrem automaticamente apenas quando os trens chegam, impedindo que alguém se jogue nos trilhos.

De certa forma, a escolha do local faz parte do método, e novamente a OMS aconselha cuidado. O manual traz inclusive um exemplo: ao reportar uma *overdose*, não é recomendável detalhar a natureza, a quantidade, nem a combinação das drogas ingeridas, tampouco como foram adquiridas. Se o método foi pouco usual, deve-se ainda mais conter o impulso de noticiá-lo, afirma o manual da entidade, porque a curiosidade pelo inusitado pode instigar quem estiver propenso a copiar o exemplo.

Muito se questionou, nesse sentido, a longa e detalhada cena de suicídio da personagem Hannah Baker na série *13 Reasons Why*, do serviço de *streaming* Netflix, que estreou em 2017. O enredo se desenrola em torno de uma estudante de 17 anos que, antes de se matar na banheira de casa, grava 13 fitas cassetes para 13 pessoas que julga responsáveis por conduzi-la à decisão radical. *Bullying* virtual, traição de amigos, abuso sexual, falta de sensibilidade de profissionais que atuam em escolas são temas relacionados na trama, que teve ainda mais duas temporadas. A Netflix acabou por remover totalmente a cena, justificando o corte na edição após conselhos de especialistas médicos.

Cinco pesquisadores dos Estados Unidos que analisam o impacto da tecnologia na saúde pública acompanharam a primeira temporada da série. Eles levantaram que, três semanas após o lançamento da primeira temporada, aumentaram as pesquisas em inglês no *Google* que incluíam a palavra *suicide* (suicídio). Também houve maior demanda por informações nos moldes de "como se matar". Elevaram-se, ainda, as buscas por serviços de saúde pública que tratam do problema. O estudo, veiculado no jornal mensal da Associação Médica Americana, concluiu que a série aguçou a consciência do público sobre o assunto. "Não está claro, porém, se as consultas na internet precederam tentativas reais de suicídio", afirmaram os pesquisadores (Ayers *et al.*, 2017).

Fica a observação de que todo o cuidado é mínimo nesse tipo de abordagem. Mas ele não pode ser limitador a ponto de o jornalista deixar de coletar aspectos relacionados ao método que possam fomentar outras matérias educativas, por exemplo. Um suicídio não se resume a si, envolve hábitos, gostos, desgostos, apegos, abandonos, cenários, recursos, meios, uma gama de comportamentos que podem refletir aspectos importantes da sociedade. Ao descobrir, em uma entrevista, que muitos jovens que tentaram o suicídio com medicamentos o fizeram porque têm acesso à volumosa caixa de remédios da avó, o repórter pode se embrenhar em outra seara, a de uma reportagem sobre automedicação exagerada de idosos. Ao saber que, em 2010, quase 20 mil americanos se mataram com uma arma de fogo, o pauteiro do jornal pode trazer à tona quantos habitantes dispõem de armas em casa e com qual propósito o fazem, motivando, assim, a feitura de uma matéria. Ao identificar que determinado jogo desafiante nas redes sociais levou a mais de cem casos de suicídio no mundo, o editor pode pedir a um repórter que descubra quanto tempo crianças e jovens dispendem diante do computador ou do celular sem o controle dos pais. São reportagens paralelas, mas que podem ganhar corpo e inclusive ajudar a mapear o território em que atentados contra a vida se fortalecem e se multiplicam.

Quanto à linguagem utilizada nos textos jornalísticos, a proposta dos manuais da OMS é evitar o sensacionalismo ou a normalização dos suicídios. Por sensacionalismo entendem expressões como "epidemia de suicídios" (no seu *site*, a OMS opta por "fenômeno global") ou "o lugar com a mais alta taxa de suicídio do mundo". Seguindo essa régua, os manuais também se incomodam com títulos que usem a expressão "suicídio" na primeira página. Preferem páginas internas em jornais e revistas, se possível no rodapé, e estendem a recomendação também às emissoras de televisão e rádio, para que deixem notícias similares reservadas ao miolo e não à abertura dos programas.

Já na chave da normalização, propõem evitar o uso da palavra "suicídio" fora do contexto original, tal como na expressão "suicídio político", amplamente empregada para estratégias que inviabilizam o governo, a eleição ou a reeleição de um mandante. "Isso pode dessensibilizar a comunidade para a gravidade do ato", ponderam os manuais (OMS, 2000, 2008). Termos como "suicídio malsucedido" ou "ele cometeu suicídio" são listados como impróprios. O primeiro, porque passa a ideia de que a morte era resultado mais que desejado; o segundo, porque implica criminalidade – algo que, no Brasil, nem o suicídio nem sua tentativa são. No País, configura crime induzir ou instigar alguém a se suicidar ou se mutilar ou prestar-lhe auxílio para que o faça.

Ficam reticências quanto a dois tópicos relacionados à linguagem proposta pelos manuais. Evitar a palavra "epidemia" quando o número de casos de suicídio cresce exponencialmente em várias partes mundo e se espraia por diferentes faixas etárias, etnias e camadas da população é um ponto a se refletir. Em artigo publicado em janeiro de 2020 no jornal *The New York Times*, veículo consagrado pela lucidez e pelo comedimento, o psiquiatra Richard A. Friedman (2020) trata o suicídio como epidemia depois de o Centro de Controle de Prevenção de Doenças dos Estados Unidos (CDC) informar que, apesar de declinar por quase duas décadas, a taxa de suicídio entre os americanos de 10 a 24 anos aumentou 56% entre 2007 e 2017. Além disso, e pela primeira vez, a diferença de gênero no suicídio diminuiu: embora o número de suicídios seja maior no sexo masculino, as taxas para jovens do sexo feminino cresceram 12,7% anualmente, em comparação com 7,1% no sexo masculino. É a segunda causa de morte entre os jovens americanos, depois dos acidentes. No Brasil, os suicídios entre jovens ficam na quarta posição, abaixo dos homicídios, dos acidentes e do câncer.

O jornal *Washington Post*, famoso por investigações de grande repercussão, também publica, com base na mesma pesquisa do CDC, um artigo, em janeiro de 2020, escrito por um de seus colunistas, Arthur C. Brooks, sob o seguinte título: *We need to pay more attention to the epidemics of suicide* (Precisamos prestar mais atenção à epidemia de suicídio). Cerca de 47 mil americanos se mataram em 2017, afirma o autor do texto, o número mais alto e de maior percentual na população do país desde as primeiras estatísticas publicadas pelo CDC em 1950. Seriam hoje dois suicídios para cada homicídio nos Estados Unidos.

Se epidemia, na sua raiz grega, significa "sobre" (*epi*) mais "povo" (*demos*) e pode ser entendida como concentração em excesso de uma doença ou comportamento relacionado à saúde em determinado local e época, há que se perguntar se o aumento de casos de suicídio não se encaixaria no critério.

Outro ponto é dar-se conta de que, em alguns casos, o suicídio merece chamada na primeira capa de jornais e revistas ou na *homepage* de um *site*. A morte de um estadista em pleno exercício de seu mandato, como a do presidente Getúlio Vargas, em 1954, parece uma matéria de capa inevitável. A alta taxa de suicídio entre os indígenas brasileiros também. Da mesma forma a crescente onda de mortes entre estudantes brasileiros. Em setembro de 2018, a revista *Nova Escola* (Annunciato, 2018), voltada a professores das escolas públicas, trazia na capa do mês a chamada única "Suicídio, quando o abismo engole os jovens". Como subtítulo, "O que a escola pode (e não pode) fazer por crianças e adolescentes que pensam em se matar". Em dez páginas interiores, ladeadas por gráficos com números do Ministério da Saúde e contatos de grupos de apoio, a reportagem elucidava como o ambiente escolar poderia se fortalecer como elo de uma extensa rede de proteção aos jovens, que incluiria as famílias, o sistema público de saúde e muita informação.

Por sua vez, parece consensual, nos dias de hoje, que fotos e vídeos remetendo a cenas de suicídio devam ser evitados nas publicações midiáticas. Os manuais da OMS preconizam, com ainda mais diligência, que mesmo imagens de pessoas que se mataram devem ser questionadas na publicação, ainda que essas imagens não façam referência ao ato derradeiro e mostrem a pessoa viva. Caso se opte por publicar essa foto, a OMS sugere que se consiga autorização dos parentes da pessoa para tanto.

Tal desvelo nem sempre foi assim. Em total contramão a essa recomendação (mesmo porque outras não havia na época), em 12 de maio de 1947, a revista *Time* estampava em página inteira a foto da jovem Evelyn McHale, de 23 anos, que se jogara do deque do observatório do edifício Empire State e caíra aparentemente intacta sobre uma limusine pertencente às Nações Unidas. Sob a legenda impudica "Ao pé do Empire State Building, o corpo de Evelyn McHale repousa serenamente num grotesco esquife", o texto logo abaixo explicava ter ela deixado um bilhete com uma das seguintes frases: "Ele ficará muito melhor sem mim... eu não seria boa esposa para ninguém". A moça estava noiva e se casaria no mês seguinte. "O mais belo suicídio", como foi chamado o flagrante mostrado por um jovem fotógrafo que passava na rua naquele instante, inspirou artistas, entre eles Andy Warhol, que criou a obra *Suicide*. Faltam dados, mas sobra intuição, sobre o quanto a imagem teria influenciado outros jovens a fazer o mesmo. Ou se, de tão surreal, ela pareceu inimitável.

Os manuais da OMS indicam outro tópico de fundamental importância para os jornalistas que desejam tratar do tema: que providenciem informações nas matérias a respeito de onde uma pessoa pode obter ajuda caso se perceba pendente a realizar esse ato e forneçam contatos de grupos de apoio aos sobreviventes para ajudá-los no luto. Se possível, que também se levante um quadro com sinais de alerta sobre comportamento suicida.

Uma diferença entre o manual de 2000 e o atual é que o mais antigo não se ateve aos efeitos das informações veiculadas na internet. Sua proposta era auxiliar especialmente os profissionais de imprensa, rádio e televisão. O manual de 2008 faz a ressalva de que novas formas midiáticas, como a internet, merecem ser levadas em conta, em especial por, muitas vezes, repassarem orientações detalhadas sobre métodos ou transmitirem imagens explícitas do que deveria ficar circunscrito à intimidade de quem se foi. Apesar de reconhecer estar fora do escopo previsto no manual abordar os responsáveis por esses conteúdos, a OMS entende que suas orientações também podem ser úteis para essa mídia.

Outra singularidade da versão mais atual do manual da OMS é a preocupação com os jornalistas que cobrem o tema do suicídio. Ele afirma ser obrigação das empresas de mídia garantir o suporte necessário a esses repórteres, particularmente os mais jovens e que escrevem para veículos regionais, que, em geral, circulam em comunidades menores e nas quais o profissional de mídia muito possivelmente tem conexões emocionais. O manual conclui que esses profissionais não devem se sentir hesitantes em procurar ajuda, dentro ou fora da organização, sempre que se sentirem afetados, de qualquer forma, por histórias que possam ressoar com as suas próprias existências. É uma preocupação legítima. Ouvir com toda a sensibilidade devida os relatos dos sobreviventes, desvendar cartas de despedida, alinhavar números muitas vezes discordantes, entrevistar fontes confiáveis, desviar de estereótipos, evitar simplismos, expiar culpas e esclarecer uma das atitudes mais enigmáticas do ser humano exige estrutura de quem, por princípio, veio ao mundo para traduzir o que apurou, nas mais honradas e fiéis palavras de que dispõem.

3.2 Discussão

Reportar histórias envolvendo suicídio é, sem dúvida, um dos maiores desafios que um jornalista pode enfrentar. Está entre os casos nos quais é preciso discernir entre o que o público quer saber daquilo que, por segurança e ética, ele necessita ter conhecimento. A obsessão em contar detalhes desse ato extremo esbarra no efeito contágio que a informação pode causar e na exposição de familiares, parentes e amigos que lutam para sobreviver a tremenda perda.

Como contraponto, silenciar significa desmerecer a profusão de casos de suicídio que mais e mais se aproximam do cotidiano do leitor, ouvinte ou espectador. É perpetuar a dissimulação em torno de um tema controverso, por vezes intolerável de lidar, mas que tem ceifado vidas em todas as faixas etárias e todos os círculos sociais.

Chegar a um conteúdo útil, profundo e responsável, portanto, pede um equilíbrio entre esses dois pontos. Há fórmulas disponíveis nos manuais de redação, mas elas se mostram escassas diante da complexidade dos casos e de seus múltiplos fatores. O que se propôs aqui foi avaliar o manual para profissionais da mídia elaborado pela OMS. Preparado como parte do Suicide Prevention Program (SUPRE), ele tem como objetivo central orientar os meios de comunicação para que tenham um papel ativo na prevenção do suicídio, classificado pela OMS como um grave problema de saúde pública.

Foram avaliados dois manuais da OMS, o de 2000 e o de 2008, que se mostraram bastante semelhantes na essência. A diferença crucial é que o mais recente menciona a influência da internet, porém, sem dirigir procedimentos específicos a ela. Entende que isso foge do seu escopo, embora enfatize que as orientações também lhe servem, tanto quanto servem às mídias tradicionais.

A marca desses manuais é a indicação do que evitar. Eles se pautam na preocupação quanto a linguagens inoportunas, descrições detalhadas, sensacionalismos, deduções simplistas, normalizações de um ato que não deve ser visto como natural nem como solução de problemas. Entendem o papel determinante da mídia no chamado efeito Werther, de imitação, mas também destacam seu papel educativo, no sentido de elucidar o público sobre alguns sinais de alerta e fontes de apoio.

São, sem dúvida, critérios que devem pautar a cobertura do suicídio – aliás, qualquer cobertura bem-feita deveria evitar simplismos, sensacionalismos e mau uso da linguagem. O que o presente capítulo busca refletir é que, em nome da sensibilidade com o leitor e da missão intrínseca do jornalismo de informá-lo da forma mais completa possível, alguns pontos sugeridos pelos manuais da OMS não podem ser generalizados. Nem toda manchete sobre suicídio é sensacionalista apenas por ser manchete, nem toda expressão que envolva o termo o banaliza, nem toda imagem desrespeita os sobreviventes, nem toda reportagem sobre o suicídio de uma celebridade é inadequada.

O jornalismo – e talvez mais ainda o jornalismo dos últimos anos, em transição por causa da internet e das redes sociais – deve ser alertado sobre a armadilha da superficialidade e da inconsequência. Mas a ele também deve ser dado o crédito de saber discernir sobre a temperatura dos fatos e sobre o que merece destaque ou discrição. O suicídio está a bater, para não dizer a esmurrar, a porta das populações. Certamente boas reportagens hão de ajudar aqueles em sofrimento a encontrar as melhores saídas.

Referências

ANNUNCIATO, P. Suicídio: por que há jovens que decidem morrer? *Nova Escola*, São Paulo, p. 22-31, set. 2018.

ABP – ASSOCIAÇÃO BRASILEIRA DE PSIQUIATRIA. *Suicídio*: informando para prevenir. Brasília: CFM/ABP, 2014.

AYERS, J. W. *et al.* Internet searches for suicide following the release of 13 Reasons Why. *JAMA International Medicine*, v. 177, n. 10, p. 1527-1529, out. 2017. Disponível em: https://jamanetwork.com/journals/jamainternalmedicine/fullarticle/2646773. Acesso em: 9 mar. 2020.

BROOKS, A. C. We need to pay more attention to the epidemics of suicide. *Washington Post*, Washington (D. C), 24 jan. 2020. Disponível em: https://www.washingtonpost.com/opinions/suicide-is-not-someone-elses-problem-its-a-problem-for-all-of-us/2020/01/23/d420c48c-38a4-11ea-bb7b-265f4554af6d_story.html. Acesso em: 9 mar. 2020.

ESCÓSSIA, F. Crescimento constante: taxa de suicídio entre jovens sobe 10% desde 2002. *BBC News Brasil*, Rio de Janeiro, 22 abr. 2017. Disponível em: https://www.bbc.com/portuguese/brasil-39672513. Acesso em: 3 abr. 2020.

FINK, D. S.; SANTAELLA-TENORIO, J.; KEYES, K. M. Increase in suicides the months after the death of Robin Williams in the US. *PLOS ONE*, San Francisco (CA), 7 fev. 2018. Disponível em: https://journals.plos.org/plosone/article?id=10.1371/journal.pone.0191405. Acesso em: 3 abr. 2020.

FRIEDMAN, R. A. Why are young Americans killing themselves? *The New York Times*, Nova York, 6 jan. 2020. Disponível em: https://www.nytimes.com/2020/01/06/opinion/suicide-young-people.html. Acesso em: 9 mar. 2020.

GOETHE, J. W. *Os sofrimentos do jovem Werther*. Tradução de Marcelo Backes. Porto Alegre: L&PM, 2018.

HARAZIM, D. *O instante certo*. São Paulo: Companhia das Letras, 2016.

MANIR, M. Em nome do nada. *Revista Piauí*, São Paulo, v. 149, p. 16-21, fev. 2019.

MANIR, M. Suicídio, quando o silêncio pode ser letal. *O Estado de S. Paulo*, São Paulo, 10 set. 2016.

MARX, K. *Sobre o suicídio*. Tradução de Rubens Enderle e Francisco Fontanella. São Paulo: Boitempo, 2006.

MINOIS, G. *História do suicídio*: a sociedade ocidental diante da morte voluntária. Tradução de Fernando Santos. São Paulo: Editora Unesp, 2018.

O ESTADO DE S.PAULO. *Manual de princípios editoriais, normas éticas e de qualidade*. São Paulo: O Estado de S. Paulo, 2005.

OMS – ORGANIZAÇÃO MUNDIAL DA SAÚDE. *Prevenção do suicídio*: um manual para profissionais da mídia. Genebra: OMS, 2000. Disponível em: https://www.who.int/mental_health/prevention/suicide/en/suicideprev_media_port.pdf. Acesso em: 9 mar. 2020.

OMS – ORGANIZAÇÃO MUNDIAL DA SAÚDE. *Preventing suicide*: a resource for media professional. Genebra: OMS, 2008. Disponível em: https://www.who.int/mental_health/prevention/suicide/resource_media.pdf. Acesso em: 9 mar. 2020.

SOLOMON, A. *Um crime da solidão*. Tradução de Berilo Vargas. São Paulo: Companhia das Letras, 2018.

4

Desconstruindo o tabu: documentário *Suicídio – assunto urgente*

Maura Âmbar

"Nasceu! É um menino!"

Aos 28 anos, havia me cansado da vida. Havia vivido até então suportando a realidade de ser uma mulher transgênero não assumida, tentando levar uma vida normal, sem machucar os mais próximos com a minha realidade. Sabia que era diferente desde os cinco anos. Havia nascido homem, mas me sentia uma mulher; porém, não me sentia atraída por meninos, mas, sim, por meninas. Queria ser como elas ou namorá-las? Era confuso. Ao mesmo tempo, comecei a entender, com o passar dos anos, que ser quem eu era ou me sentir como eu me sentia seria um problema para a família e para todos que me cercavam. Os comentários aos domingos, com a família reunida na sala de casa, revelavam-me uma dura realidade. Quando viam um transformista no programa de televisão *Show de calouros*, os comentários eram os mais diversos: "*Coitados dos pais desse rapaz.*", "*Pra que se vestir assim?*", "*Já imaginou a vergonha que é para a família?*" Outra cena clássica era quando o artista Ney Matogrosso (grande artista!) se apresentava na televisão: "*Precisa rebolar assim?*", "*Ai, que horror!*", "*Ele aparece fantasiado assim para que o pai não o reconheça, jamais o aceitaria como ele é!*" O artista desaparecia diante do fato de ele ser *gay* e performático, a opinião deles era toda voltada à vergonha de o Ney ser diferente.

Acredite, nasci em uma família amorosa, protetora e cheia de boas intenções. Essa visão de ser contra os *gays* era extremamente forte na sociedade da época, por volta de 1981, quando eu tinha cinco anos. As impressões de que ser "diferente" me traria problemas se confirmavam na rua, na escola ou quando ouvia qualquer conversa sobre *gays*, travestis e afins: eu estava condenada a ser qualquer outra pessoa, menos quem eu me entendia ser. Eu nasci em 1976 e, na década de 1980, não era acessível a informação sobre temáticas *gay*, não existia a opção de "dar um Google". Minha realidade foi engolir os sentimentos e tentar ser homem, pois isso era o "certo". Todo o restante que eu sentia seria errado, proibido e vexatório.

No meu entendimento, isso já na adolescência, imaginava que, se algum dia um psicólogo, profissional que me era inacessível na época, por acaso viesse a me consultar, descobriria que eu deveria ser internada num hospício por me sentir mulher e não sentir atração por homem. Assim cresci e tentei fazer o meu melhor. Até que, por volta dos meus 28 anos (em 2005), cheguei ao meu limite, a vida deixou de ter valor a tal ponto que eu não queria mais viver. Entrei em processo depressivo e sofria de ansiedade. Uma fórmula perigosa para quem é familiarizado com a temática do suicídio, ainda mais quando se trata do público LGBTQIA+. O suicídio entre essas pessoas apresenta um número elevadíssimo em relação às pessoas heterossexuais: 20% dos homens *gays* já tentaram suicídio, ao passo que a taxa de tentativas entre homens heterossexuais é de 3,4% (Solomon, 2018). Além disso, a ONG internacional National Gay and Lesbian Task Force aponta que 41% das pessoas trans já tentaram suicídio, nos Estados Unidos, em algum momento, contra 1,2% da população cisgênero (Benevides, 2018). Hoje eu sei que os números não estavam a meu favor. Na época, só sentia as consequências.

O outro caminho era fazer tratamento hormonal, que leva anos para começar a ter resultados significativos, e enfrentar todo o processo social que essa mudança acarretaria, passar por androgenia, questionamento, rejeição e todo o preço que paga quem é diferente do que a sociedade espera. Eu não queria passar por isso, não queria expor minha família e as pessoas amadas a isso. Cheguei ao momento limite em que não tinha mais saída. Uma grande amiga se encontrou comigo em uma padaria. Eu estava escondida com a ajuda de um boné e de óculos escuros. Era como se todos me vissem e me condenassem. Do nada, ela me deu uma caixinha. Dentro dela havia um par de brincos e um esmalte de unhas. Quando olhei para o rosto dela, ela me disse: "*Estou com você!*" O silêncio pela voz embargada e as lágrimas que vieram em seguida duram até hoje, em forma de gratidão.

Comecei a fazer terapia e ter acesso à medicação adequada ao estado emocional em que me encontrava. Aquela medicação que sempre ouvi falar que viciava, que me deixaria pior do que antes de tomá-la e todos esses mitos que rondavam e rondam a sociedade, foi a chave para eu querer fazer o documentário. Depois de um tempo tomando a medicação, comecei a entender que existe vida além da depressão e da ansiedade. Entendi que eu poderia ficar bem, que não precisaria dar fim à minha vida que, até então, estava insuportável. A vida começava a ficar possível de ser vivida. Eu precisava contar isso às pessoas ao meu redor! Aconteceu, naquele exato momento, um lampejo do que viria se tornar, 15 anos depois, o documentário *Suicídio – assunto urgente*, do qual eu assinaria a produção e a direção.

Optei pelo tratamento hormonal junto com a terapia e o apoio de amigos que, aos poucos, foram me entendendo e me apoiando. Eles estarão eternamente em meu coração. Com o tempo, com muita dificuldade e contrariedade, as pessoas que eu amava foram entendendo que eu continuava ser a mesma pessoa. Que não estava enganando ninguém enquanto tentava ser justamente o que esperavam de mim e que, agora, estava cuidando de mim, estava me respeitando e me aceitando exatamente como eu era, uma mulher trans e lésbica. Um livro que me ajudou muito na época foi *A reinvenção do corpo: gênero e sexualidade na experiência transexual*, de Berenice Bento (2006). Foi um longo caminho de tratamento hormonal e terapia até que comecei a ser confundida com uma mulher por quem não me conhecia, mesmo vestida de forma unissex. Então, eu dava o privilégio da dúvida: quem achasse que eu era mulher, ótimo; quem me conhecia como homem e me tratava como tal, paciência. As pessoas mais próximas sabiam que eu era uma mulher trans. Usava cada vez mais meu nome artístico, que era livre de gênero: Má Âmbar. Em janeiro de 2019, aos 42 anos, mudei de nome e sexo, a maioria das pessoas que não me conheciam me entendiam como mulher, já não fazia mais sentido manter o nome masculino, que só causava mais constrangimento e confusão.

Esse último passo, com documentos readequados tanto em nome quanto em sexo, fizeram que me sentisse mais humana, vivendo como deveria ser desde o início da minha vida, reconhecendo-me no espelho como uma cidadã que deve ser respeitada como qualquer outra pessoa. Novos desafios surgem, a exposição social ao assumir a mudança de nome causa alvoroço em algumas pessoas, mas o tempo... ele faz toda a diferença. Que o tempo passe e nos ensine sobre respeito, tolerância, individualidade e empatia. Muitos me perguntam: "*Agora você está feliz?*" A minha resposta é que agora é mais possível ser feliz. Viver como mulher trans e lésbica é desafiador, mas me leva mais perto de *me sentir como uma pessoa*. Só por hoje. Um passo de cada vez.

Este pequeno resumo da minha vida exponho para que o leitor entenda que uma pessoa que já flertou com o suicídio algumas vezes, tomada pela falta de pertencimento social, principalmente por ser LGBTQIA+, pode ter sua vida transformada ao ser acolhida em terapia e, como foi o meu caso, ao receber tratamento médico para depressão e ansiedade. A necessidade de divulgar essa informação em grande escala ainda existe nos dias de hoje (em 2020), falar sobre prevenção se multiplicou em minha vida de formas que não imaginaria quando comecei a desenvolver o documentário. Entender o porquê de o suicídio ser um tabu e desconstruí-lo de forma que fique transparente aos olhos de todos ainda é uma busca contínua. Promover informação sobre a importância do pertencimento social, fortalecer as redes de apoio e incluir o outro como pessoa de forma empática acabaram por prolongar esse projeto para muito além do dia em que finalizei a edição e o coloquei disponível ao público. A seguir, contarei os passos e desafios da construção do documentário, ressaltando a importância do papel das mídias na prevenção ao suicídio, da responsabilidade social que o cineasta e o artista levam consigo e das realizações que esse projeto proporcionou.

4.1 **É proibido falar sobre suicídio?**

Por volta 2010 e 2011, entre meus questionamentos promovidos pelo momento de vida no qual me encontrava, surgiu a seguinte dúvida: "*Por que o suicídio não era assunto de debate nas mídias, uma vez que tantas pessoas morriam por meio dessa prática?*" Não havia uma resposta imediata para essa pergunta. Comecei a me aprofundar no assunto e a tentar entender quem eram, de fato, as pessoas que vinham a morrer por meio do suicídio, o motivo de as famílias não falarem sobre o ocorrido, a falta de informação sobre o assunto e por que era um assunto tabu. Afinal, vidas poderiam ser preservadas se o assunto fosse tratado com o objetivo de ajudar pessoas em todo o mundo, de forma honesta e responsável. Eu, com quase 35 anos, havia trabalhado com mídias de todo tipo desde os 19, quando entrei na emissora Rede Século 21, trabalhando com dramaturgia, programas de estúdio e auditório, musicais, mídia impressa, internet etc. Saí de lá em 2001 e fui trabalhar em agência de publicidade, nas áreas de *design* e fotografia. Retornei para a Rede Século 21 em 2005, onde permaneci até 7 de dezembro de 2018, passando por diversas áreas: artes, fotografia, *marketing*, direção de dramaturgia e direção de programas. Voltando para o ano de 2011, meu pensamento era que, como alguém que trabalhou a vida inteira ligada às mais diversas mídias, eu não poderia deixar de tentar contribuir com informações que pudessem fazer a diferença para quem estava diante do dilema do suicídio. Assim, dei início ao documentário *Suicídio – assunto urgente*.

Comecei a levantar dados, que eram raros, sempre de difícil acesso. Então, recorri aos meus conhecidos, informando sobre a minha pesquisa para o documentário e, para minha surpresa, comecei a receber relatos muito íntimos, contados em voz baixa, com muita vergonha e restrição; casos da minha própria família e de outras famílias, casos de conhecidos que morreram por meio do suicídio. Indicavam-me pessoas que já haviam passado pelo sofrimento de ter tido morte por suicídio na família, e a situação ficou alarmante para mim: um bom número de pessoas havia experimentado a trágica situação de ter parentes ou amigos que perderam a vida dessa forma. Eu havia iniciado um caminho sem volta, onde as experiências dessas pessoas me eram expostas, mas sempre com ressalva, afinal, a família acabava não dando à sociedade muita explicação sobre as causas da morte ou dizia que era infarto ou algum motivo mais comum que ninguém iria questionar. Eu tive acesso a segredos profundos que permaneciam sem explicação para quem era próximo, muita culpa e sofrimento guardados apenas entre os mais íntimos, mas ainda era uma ferida aberta: "*Ninguém sabe até hoje porque ele escolheu morrer.*", "*Difícil entender.*", "*Por que fez isso com a gente?*", "*Ficou um vácuo em nossa família.*", "*Só Deus sabe.*"

A ideia de fazer um documentário acabou virando assunto na minha terapia, e um dos primeiros argumentos técnicos que tenho é um *e-mail* de 19 de julho de 2011, para a minha grande amiga Renata Moretto, que acabou assinando como "jornalista responsável" no documentário. Meu questionamento a ela (e já vínhamos conversando sobre o tema havia algum tempo) era, na verdade, levantado pelo meu psiquiatra, doutor Almir Dorigan: "*Existe algum tratado para não divulgar suicídios? Por que nunca aparecem em jornais e mídia em geral? Curioso.*" A resposta dela foi precisa:

> *Existe uma orientação no manual de ética jornalística de só divulgar se for muito relevante ou se trouxer alguma ajuda à sociedade. Caso contrário, a notícia não é bem vista, já que poderia incentivar outras pessoas a fazerem o mesmo. No caso do documentário, não teríamos problemas, ou seja, não seríamos discriminados, já que ele vai discutir o assunto de forma séria.*

Depois de muito estudo, vim a conhecer o efeito Werther, que confirmava a restrição muito bem colocada pela Renata naquele *e-mail* de 2011. No livro *Os sofrimentos do jovem Werther* (Goethe, 2018), há o suicídio do protagonista. O problema começou a ganhar corpo quando, na Europa, com o livro em alta, muitas pessoas morreram por suicídio, usando uma arma de fogo e vestimentas parecidas com as que o protagonista usava na história.

As ocorrências acabaram por relacionar a história do livro com a vida real, o que resultou no aumento de casos de morte por suicídio, em razão da ampla divulgação de um primeiro caso de suicídio que foi romantizado, sendo exposto o método da morte por suicídio ou relatado de forma displicente. Tanto a Renata quanto eu sabíamos que esse documentário seria uma produção independente. Ninguém compraria essa briga de aprovar uma produção com um tema tão tabu.

No decorrer dos anos, trabalhando na Rede Século 21, passei por diversos cargos. Em determinado momento, minha função era roteirizar e dirigir curtas-metragens (dramaturgias de até 15 minutos de duração) com testemunhos que chegavam até a emissora, que é de cunho religioso, contando relatos de resultados das orações que fizeram e das "graças alcançadas". Fiz uma grande pesquisa entre as cartas, em busca de casos interessantes que pudessem se tornar boa dramaturgia. Foram muitos os casos de melhora de vida, que deram bons filmes, até que um dia perguntei à pessoa responsável pelas cartas se ela já havia encontrado algum caso de suicídio ou tentativa. Para minha surpresa, ela tinha tido o cuidado de separar um maço de cartas que tratavam do tema. De tentativas a suicídios de familiares e amigos. Pessoas que pediam conforto, misericórdia e ajuda para aquele momento difícil.

Automaticamente comecei a ler as cartas e a ver qual delas funcionaria para uma dramaturgia, de forma a prevenir novos casos de suicídio. Para minha angústia, o tema não foi aprovado por ser muito polêmico. Comecei a tomar consciência do quanto seria difícil fazer qualquer trabalho sobre prevenção do suicídio. Quantos nãos teria que ouvir? Como explicar que era necessário falar com responsabilidade sobre o tema para pessoas que acreditavam que, só de ouvir falar em suicídio, alguém poderia cometer o ato?

Com o passar dos anos, chegava ao mercado mundial o vídeo *on demand*, que veio substituir a ideia de locadora de vídeo que conhecemos e, até mesmo, a maneira como consumimos TV a cabo. A plataforma mais conhecida já era a Netflix, então criamos o RS21 Play e fui designada para desenvolver novos programas para essa plataforma que funcionava em paralelo à emissora de televisão, com programação diferenciada e com outro *timing*, já que a forma de assistir permitia séries e programas mais extensos em sua duração.

Desenvolvi diversos programas, como era esperado. Diante dessa nova realidade, idealizei em forma de projetos uma sequência de documentários, entre eles *Suicídio – assunto urgente*. Resolvi colocar esse projeto em prática, porque, naquele momento, o mundo todo se mostrava mais preocupado com os riscos do suicídio, em especial pela ocorrência entre jovens, adolescentes e crianças. Essa atenção se deu graças ao advento de um jogo *online* chamado *Baleia azul*, no qual a criança era orientada *online*, por um adulto mal-intencionado, a cumprir desafios que, conforme progrediam, incluíam mutilação e, por fim, o ato do suicídio. Esse jogo colocou pais e toda a sociedade em alerta, o tabu acabou sendo quebrado pela necessidade e pela urgência de um risco que caminhava na velocidade da internet. Começamos a falar por meio das mídias mais diversas sobre os riscos desse jogo e, principalmente, sobre a possibilidade de o suicídio estar próximo de nossas famílias.

Em um curto espaço de tempo, uma nova série virava moda entre os adolescentes, era a *13 reasons why* (2017-2020). "Os 13 porquês" mostra a história de uma garota que morre por meio do suicídio, mas deixa mensagens para que seus amigos entendam os motivos. O problema é que, pela maneira como foi construída cada temporada, a série acaba por romantizar o ato, expor métodos da morte por suicídio, levando ao já comentado problema da imitação, o efeito Werther. Mais uma vez, a mídia do mundo todo levantou a questão do suicídio como um risco próximo, colocando em pauta a discussão, que gerava muitas dúvidas e medos, de um assunto até pouco tempo proibido, cheio de preconceitos e mitos. A principal pergunta dos pais era: "*E agora? Como eu salvo meu filho?*" Toda a polêmica trouxe à tona números da Organização Mundial da Saúde e órgãos de prevenção ao suicídio de diversos lugares, confirmando a importância de se falar sobre o assunto com responsabilidade. Isso mostrou que se tratava de um assunto necessário havia tempos, mas que ficava atrás de um véu de normalidade que a sociedade insistia em usar, maquiando a morte de parentes para que não houvesse o estigma de ter alguém julgado socialmente por ter vindo a óbito por suicídio. Além de a pessoa ter morrido, ela seria duplamente condenada, na maioria das vezes de forma velada, por ter tirado o seu "bem maior", a própria vida.

Com a ideia do documentário em pré-produção, comecei a intensificar as minhas pesquisas. Estar dentro de uma emissora católica que tem concessão de TV educativa me impulsionava a deixar bem amarradas as necessidades do nosso público, em sua maioria idosos, católicos, mas que, como todo cidadão, precisava ter acesso à informação e à promoção do conhecimento. Além disso, como TV educativa, a informação não era restrita aos católicos, mas deveria ser abrangente, prestando um serviço a toda sociedade. Havia uma primeira questão que poderia ser impeditiva à realização do documentário: era saber como a Igreja Católica Apostólica Romana entendia o suicídio.

No Brasil, existe a realidade do católico não praticante, que nada mais é que a figura da pessoa que se entende como católica, mas não segue à risca as regras e orientações da Igreja. Simplesmente se identifica com a cultura da religião e, para não se expor como alguém que não segue nenhuma religião, o que seria malvisto por muitas pessoas, um outro tabu no Brasil, acaba ficando nesse meio-termo, não se aprofundando nas atualizações que a própria Igreja faz em sua forma de olhar a sociedade. Digo isso, porque achava muito curiosa a visão que os católicos tinham sobre a pessoa que morria por suicídio. Era entendido que, por costume, não se rezava missa para quem morreu por suicídio, nem missa de sétimo dia e demais ritos fúnebres.

Na Igreja Católica existe um documento, como um grande resumo, que explica as diretrizes e regras a serem seguidas, seus dogmas e a maneira como a Igreja entende diversos assuntos. Esse documento é o *Catecismo da Igreja Católica*. Para minha surpresa, ao consultar o *Catecismo*, não encontrei essa regra que, culturalmente era conhecida por muitos, de não rezar missa ou dar acesso aos ritos fúnebres, mas, sim, a ideia de que a misericórdia de Deus era infinita e que, apesar de não aprovar a ideia de alguém ir contra a própria vida, Deus cuidaria da alma dessa pessoa. Diante disso, eu tive um viés religioso muito forte derrubado, que norteava um pensamento comum, o de esconder a morte de um ente querido por suicídio tanto pela vergonha quanto pela culpa que aquilo proporcionava. Essa era a visão real da Igreja, que destoava da visão cultural à qual tantas pessoas tinham acesso, e isso passava de geração para geração. Em um país onde tanta gente vivencia a cultura católica e cristã, poder contar que a própria Igreja não condenava a pessoa que morreu pelo suicídio, mas condenava apenas o ato, era algo a ser divulgado. Tanto é que a minha primeira pergunta foi: Por que a Igreja não divulga isso em grande escala? Quantas famílias estão vivendo em culpa e sofrimento emocional por falta de informação? A resposta provavelmente estava no assunto tabu, no medo de promover mais suicídio falando sobre isso. Essas questões faziam amadurecer meu olhar diante da sociedade e me incentivava a buscar o caminho da informação.

Acredito que toda a necessidade social levantada pela presença do jogo *Baleia azul*, também da série *13 reasons why*, e mais o argumento de que eu precisava divulgar informações sobre o acolhimento da Igreja em relação à pessoa que morreu por meio do suicídio fizeram que o projeto fosse aprovado e eu pudesse trabalhar nele durante o meu expediente. Até esse momento, tratava-se de um projeto pessoal, agora, eu havia conseguido dar um passo importante, pois o assunto ganharia visibilidade nacional, cumprindo o seu objetivo social de promoção da vida por meio de informação responsável.

A ideia era promover conhecimento. Para tanto, eu precisava de especialistas. Foi quando comecei a entender que seria mais útil ouvir o que os especialistas tinham a dizer do que trabalhar com depoimentos de pessoas que sobreviveram à tentativa do ato suicida. Ouvi esse questionamento até o último dia de gravação: Você não vai entrevistar sobreviventes do suicídio? Para o espanto de muitos, a minha resposta foi não. Acreditava que, primeiro, precisava levar o que mais faltava: a informação. Em um segundo momento, se tivesse oportunidade, daria fala às pessoas que passaram pela tentativa do suicídio. A responsabilidade de moderar o que uma pessoa que não era especialista pudesse vir a falar na entrevista seria muito grande, eu precisaria de um psicólogo e de um psiquiatra de plantão, assistindo às mais de dez horas de gravação que aconteceriam, para não cometer o erro de romantizar ou promover o efeito Werther.

Ao progredir com as pesquisas, achei os públicos mais afetados pelo fenômeno do suicídio e comecei a entender que era multifatorial, ou seja, a pessoa não chega a morrer por suicídio ou mesmo tentá-lo apenas por um único motivo – são diversos fatores que a levam ao ato. Portanto, eu precisaria de uma gama de profissionais que pudessem explicar, na complexidade do ser humano, como prevenir o suicídio. Defini a estrutura do documentário produzindo as entrevistas dos seguintes profissionais: psicólogo e psiquiatra, por haver entendido que uma grande quantidade de casos acontecia por sofrimento emocional e doenças psicológicas; religiosos, a fim de entender a visão das diversas crenças sobre o assunto, ouvia-se muito que suicídio e depressão eram falta de Deus, infelizmente, as respostas simplistas sempre caminham junto com temas polêmicos; bombeiro ou alguém do Samu, para saber como era socorrer alguém que, em princípio, não quer viver. As entrevistas se estendiam a hospitais que recebiam tentantes, que são pessoas que tentaram morrer por meio do suicídio, reforçando a questão anterior de como era o atendimento para esses casos em que se socorre uma pessoa que supostamente não quer mais viver. Havia levantado, em minhas pesquisas, um número muito elevado de suicídios entre idosos e gostaria que algum profissional pudesse aprofundar esse assunto. Talvez o psiquiatra ou a psicóloga tivessem resposta para essa pergunta. Busquei entrevistar alguém do Centro de Valorização da Vida (CVV), órgão que atende pessoas em sofrimento emocional por telefone ou *chat*. Acreditava que no CVV poderia ter um panorama interessante de quem são as pessoas que acessam esse tipo de serviço. Um outro dado que me alarmou muito foi o número muito elevado de suicídio entre indígenas. Precisaria entrevistar alguém que pudesse me dar um norte em relação a esses dados, que eram novidade para mim. Mas quem seria especialista em suicídio indígena? E, por fim, era necessário falar com alguém do Centro de Atenção Psicossocial (CAPS), acreditava que, dessa maneira, conseguiria ter acesso a informações que iriam além do já conhecido suicídio entre jovens e poderia atingir outras demandas, levando informação qualificada ao maior número de pessoas.

4.2 **Produzindo as entrevistas**

Durante a produção das entrevistas, ainda em 2017, foram muitas negativas de hospitais e até de pessoas da área médica. Não era um assunto em que pessoas em geral queriam falar ou se envolver. Poucos entendiam o motivo de eu querer tratar daquele tema e chegaram a me questionar: "*Tanto assunto para falar! Por que falar sobre suicídio?*" Hospitais argumentavam que, ao falar publicamente sobre suicídio, a demanda desse tipo de caso iria aumentar e eles não dariam conta de atender. Então precisei expor os dados da época para mostrar a necessidade – meu *e-mail* ia acompanhado da seguinte carta, assinada por mim:

Visando contribuir socialmente com a triste realidade do suicídio no Brasil, que conta com números cada vez mais alarmantes, o RS21 Play, plataforma de vídeo *on demand* da Rede Século 21, está produzindo um documentário sobre o tema.

A proposta do documentário tem por objetivo principal levar informação e desfazer o tabu relacionado ao tema suicídio, proporcionando aos telespectadores melhor compreensão do assunto por meio de entrevistas com profissionais da saúde, especialistas e opiniões que possam contribuir para que mais vidas sejam salvas.

Alguns dados:

Os últimos dados fornecidos pelo Ministério da Saúde, em setembro de 2017, pelo Boletim Epidemiológico de Tentativas e Óbitos por Suicídio no Brasil.

> [...] Um dos alertas é a alta taxa de suicídio entre idosos com mais de 70 anos. Nessa faixa etária, foram registradas média de 8,9 mortes por 100 mil nos últimos seis anos. A média nacional é 5,5 por 100 mil. Também chama atenção o alto índice entre jovens, principalmente homens, e indígenas. O diagnóstico inédito vai orientar a expansão e qualificação da assistência em saúde mental no país.

Continua

Continuação

> [...]
> Entre os fatores de risco para o suicídio estão transtornos mentais, como depressão, alcoolismo, esquizofrenia; questões sociodemográficas, como isolamento social; psicológicos, como perdas recentes; e condições clínicas incapacitantes, como lesões desfigurantes, dor crônica, neoplasias malignas. No entanto, tais aspectos não podem ser considerados de forma isolada e cada caso deve ser tratado no Sistema Único de Saúde conforme um projeto terapêutico individual. (Ministério da Saúde, 2017)
>
> Atenciosamente,
> Má Âmbar – Produção e Direção

Acredito que, com essa forma de abordagem, comecei a me fazer entender. Quem não podia falar sobre o assunto acabava indicando quem eram os especialistas e tive acesso às pessoas que já sabiam desses dados que eu usava e muito mais. Eram pessoas engajadas havia anos na prevenção ao suicídio.

O subtítulo do documentário ser "assunto urgente" não era por acaso, as pessoas estavam carentes de informação. Comecei a observar que quem tinha conhecimento no tema estava trabalhando muito, com palestras e entrevistas, e então decidi deixar a equipe de gravação restrita a mim e ao operador de câmera Guto Stancatti. Com um time de duas pessoas, ficava mais fácil nos adaptarmos aos horários dos entrevistados. Ter esse *insight* logo no início das gravações nos deu um imenso ganho de tempo: só dependíamos da agenda do entrevistado, estávamos disponíveis para qualquer situação. Minha gratidão eterna ao Guto Stancatti, que abraçou comigo essa causa de fazer o documentário acontecer! Para um trabalho do peso de um documentário, o normal seria ir com equipe integrada por operador de áudio, iluminador, produtor, e eu ainda tinha a intenção de a jornalista Renata Moretto fazer a entrevista enquanto eu dirigia. Mas, como ela estava envolvida em outros projetos, sendo editora-chefe do jornalismo e apresentadora do telejornal da emissora, sua ajuda acabou se fazendo nas horas vagas, acompanhando-me nas pesquisas e desenvolvendo o roteiro comigo quando nossos horários se sincronizavam, além de me ajudar muito com seus amplos conhecimentos na área de jornalismo. Começamos a gravar!

4.3 **Primeira entrevista: Padre Paulo Gonzales**

Ao procurar por uma pessoa de dentro do CAPS que pudesse me dar uma entrevista, acabei esbarrando na burocracia do serviço público. Foi quando soube, pela colega diretora Luciana Savelli, de um sacerdote católico, eu já havia gravado com ele há tempos, o Padre Paulo Gonzales, que parecia que trabalhava no CAPS. Ele era uma figura extremamente interessante por seu alto nível intelectual, além de um ser humano muito agradável e carinhoso em todas as vezes que nos encontrávamos para alguma gravação, mas nunca imaginei que trabalhasse no CAPS. Então, entrei em contato com ele e pude confirmar com alegria que Padre Paulo, que era psicólogo e psicanalista com 15 anos de experiência na área, também era coordenador do Centro de Atenção Psicossocial Álcool e Drogas (CAPS-AD), em Sorocaba (SP).

Essa entrevista poderia resolver diversos assuntos. Padre Paulo, sempre muito técnico, porém descontraído, não hesitou em responder sobre os mais diversos questionamentos e foi me surpreendendo com citações de diversos autores durante a entrevista: Jacques Lacan, W. R. Bion, Carl Ransom Rogers, inclusive Friedrich Nietzsche. Era esse tipo de sacerdote que eu procurava, que pudesse explicar por que suicídio não é falta de Deus, falar com tranquilidade sobre padres que morreram por suicídio, contar sobre transtornos que muitas vezes são confundidos com manifestações divinas e contribuir com sua experiência de acolhimento dentro do CAPS. E assim foi a primeira entrevista, numa quinta-feira, dia 19 de julho de 2018.

Falamos sobre a dependência química e o quanto os entorpecentes são um gatilho para o suicídio. *Bullying* entre crianças e adultos, que, na busca de agradar o outro, acabam perdendo a sua identidade, deixando de buscar o "eu" verdadeiro e ficam fragmentados. Um momento especial foi falar sobre libertar-se da culpa: "*Risque a culpa da sua vida!*", disse ele. "*Troque por consciência!*" Padre Paulo reforça a importância de procurar ajuda profissional de um psicólogo ou psiquiatra quando for necessário. Mostra que a contingência do psiquismo do sujeito pode levá-lo à morte por suicídio, jamais a falta de fé. Ele afirma que a realidade do suicídio também pode recair sobre sacerdotes e nos lembra do fato que, do ano anterior à entrevista até aquele momento, 17 padres haviam morrido por suicídio no Brasil. Justamente por ser multifatorial e qualquer pessoa poder estar sujeita ao ato do suicídio, refutando a ideia de ser uma atitude de falta de fé.

4.4 Segunda entrevista: Fernanda Rezende

Em busca de novos contatos que me levassem a especialistas no fenômeno do suicídio, acabei conhecendo a Fernanda Rezende por telefone, uma psicóloga clínica e hospitalar. Docente em cursos de graduação e pós-graduação (ministrando disciplinas em Teorias Psicanalíticas, Psicopatologia, Psicologia Clínica e Psicologia Hospitalar), bem como supervisora clínica com enfoque em morte, luto, depressão, automutilação e suicídio. Na época, estava escrevendo o livro *Suicídio como desamparo humano*, hoje já publicado pela editora Fontenele.

Lembro-me de a Fernanda se surpreender ao me ouvir dizer que iria até São José dos Campos para entrevistá-la. Estávamos em Valinhos e levaríamos de duas a três horas para chegar ao escritório dela, dependendo do trânsito. Marcamos para uma sexta-feira, dia 20 de julho de 2018, às 17 h. Até hoje, quando conversamos, lamentamos o fato de não estarmos mais próximas, para mais momentos de café e de muita conversa. A entrevista com a Fernanda fluiu tão bem que nem vimos a hora passar. Ela dizia que "*A dor compartilhada é possível de ser vivenciada!*", e, assim, mergulhamos num universo de empatia pela pessoa em sofrimento emocional. Marcava-me muito quando ela levantava a questão da falta de empatia da sociedade com o sobrevivente ao suicídio – Fernanda atende uma grande quantidade de pacientes "sobreviventes", que são pessoas que tentaram morrer por meio do suicídio, mas sobreviveram. Ela falava da diferença entre o apoio a uma pessoa com câncer, que ouve os dizeres: "*Você é guerreira, vamos vencer essa doença, você consegue!*", para a falta de apoio a uma pessoa com depressão, que dificilmente ouvirá essas mesmas palavras de apoio. Ninguém vê a pessoa depressiva ou sobrevivente ao ato do suicídio como um vencedor ou como alguém que seja um guerreiro. Essas pessoas estão sozinhas, nem sempre abandonadas fisicamente, mas o sentimento é de abandono social.

Fernanda nos alerta para a falta de profissionais especializados na prevenção do suicídio. Ela nos exorta a falarmos sobre o suicídio de forma responsável, pois "*A prevenção vem do falar*". Quando questionada sobre possíveis sinais de alerta para a pessoa com pensamentos suicidas, ela diz que, quando o paciente se encontra imaginando possibilidades, tendo ideações suicidas, devemos ligar o "*sinal amarelo*", pois o próximo passo é o planejamento do ato. Nesse momento, é de suma importância o acompanhamento profissional.

"*A vida é um ponto e vírgula*", diz Fernanda, mostrando-me uma tatuagem de ponto e vírgula no próprio braço. Ela afirma isso explicando que é importante conduzir os pacientes para longe da ideia de dar um ponto final à própria vida, levando-os a um olhar de possibilidades para lidar com a própria dor. Existem outras opções a serem exploradas. Ela joga luz sobre a realidade do adolescente que sofre *bullying* e faz um paralelo com o passado, quando, diferentemente da realidade tecnológica em que vivemos hoje, as crianças tinham acesso a mais situações de diálogo, de brincadeiras de rua, em que acabavam aprendendo a se defender. Tínhamos um contexto diferente tanto social quanto familiar, em que o criar era mais frequente, algo diferente da realidade de hoje, em que as crianças têm obrigações adultas nas escolas. Logo, essa falta de interação e de viver como criança começa na família e se estende à escola. Se existe dificuldade de comunicação em casa, como isso se refletirá no ambiente escolar? Ela afirma que o *bullying* passa por uma transição, que talvez sempre tenha existido, mas está se tornando mais complexo com a falta de troca de informação. A realidade é da sociedade rápida ao descartar, "líquida", que é a sociedade do imediatismo, da foto feliz na rede social.

Abusos de todo o tipo devem ser evitados, tanto o *bullying* quanto o machismo e todo constrangimento promovido pela sociedade. Qual a parcela de responsabilidade que a sociedade que vivenciamos tem em relação ao suicídio? Qual a nossa responsabilidade diante disso, quando não questionamos a comunicação usada com o próximo, com o filho, com a esposa? Estamos inseridos nessa sociedade adoecida e adoecemos juntos, ajudamos os outros a adoecerem. Logo, temos que nos cuidar e repensar a qualidade do diálogo que estamos promovendo.

Fernanda faz um apelo a todos para a necessidade de conseguirmos ler os sinais de quem está em sofrimento. Visto que a pessoa em sofrimento emocional precisa de auxílio, ela chama esse auxílio carinhosamente de "colo". Dar colo é perguntar sobre a dor do outro, oferecer-se para ajudar, mais que isso, ser aberto e aprender a ajudar, dizendo à pessoa em sofrimento: "*Ensina-me a te ajudar?*"

Pergunto para Fernanda sobre automutilação. Ela sugere a importância de criar um diálogo, pois claramente a pessoa que está se mutilando já está em grande sofrimento emocional, explica, porém, que quem se mutila não necessariamente chegará ao suicídio; mas os comportamentos de automutilação podem culminar no ato suicida. A automutilação é utilizada como uma transferência da dor psíquica para a dor física. Uma tentativa de alívio momentâneo da dor emocional. Fernanda levanta a importância de entender o sinal contido naquela mutilação, é preciso ler a simbologia daquele ato para entender o porquê de a pessoa ter chegado àquele nível de sofrimento e poder explicar para ela que existem possibilidades além daqueles cortes. Deve-se buscar, sem dúvidas, a ajuda de profissionais especializados, afinal, não sabemos o quanto dói a dor do outro. O familiar que acompanha essa situação não deve simplesmente reprimir o ato, mas conduzir à ajuda profissional e juntos tentarão entender o sofrimento do outro.

É fundamental que sejam trabalhados os temas da mutilação e do suicídio em escolas, empresas, igrejas e espaços de convívio. É difícil para as pessoas compreenderem que a depressão é uma doença, precisamos conversar mais abertamente sobre nossos sofrimentos. A dor do outro é um tabu, porque espelha também o meu sofrimento, então não se fala sobre o assunto. É necessário reverter esse quadro, tirar o tabu e colocar a possibilidade de informar sem ser sensacionalista, de educar o outro.

Na entrevista, falamos sobre os mitos que envolvem o suicídio. Quem está em sofrimento quer viver, e não morrer; essa pessoa apenas não consegue encontrar formas de viver e precisa de ajuda. Fernanda busca desmistificar a ideia de que quem tentou suicídio uma vez tentará para sempre. O que se pesquisa é o risco existente dentro dos seis meses seguintes à tentativa de suicídio. Esse pode ser um momento crítico para a pessoa. Não podemos, porém, deixar que isso vire um estigma.

O sobrevivente é o principal público do consultório da Fernanda, cerca de 80%. Ela afirma que, de certa forma, esses sobreviventes tiveram uma morte. Estão repletos de sentimento de culpa, vergonha, medo de serem julgados e têm uma grande dificuldade em saber como recomeçar. Como lidar com a própria família que pode vir a sentir raiva, vergonha ou ainda tê-lo como o "*louco da família*", que fica imaginando quando será a próxima tentativa dele. Essa situação acaba mudando o foco e, em vez de acontecer o enfrentamento ao sofrimento, enfrenta-se a pessoa. Para que aconteça um renascimento, pois a pessoa que tentou o suicídio tem a esperança de continuar a viver, livre da culpa e do pecado, é preciso manter o foco no adoecimento emocional e não transformar a pessoa no "*louco*" que sobreviveu ao ato suicida. Não é um covarde, mas, sim, uma pessoa em desespero, alguém que não consegue lidar com as próprias dores e precisa aprender a dar esse passo e conseguir, com o tempo, voltar à sociedade e conseguir se relacionar novamente, livre do estigma de ter atentado contra a própria vida. Fernanda ressalta que empatia é a palavra chave para toda a sociedade conseguir acolher o sobrevivente.

Aquela tarde foi marcante. A sensação de que muito precisava ser divulgado aumentava cada vez mais. Como chegar até as pessoas de forma efetiva e acolhedora? Como agregar em vez de afastar? Gerar empatia, provocar humanidade no espectador a ponto de ele conseguir ir além do tabu, das verdades absolutas e se tornar um ser empático: esse era um desafio que estava sendo trabalhado a cada entrevista.

4.5 Terceira entrevista: Carlos Correa

O Centro de Valorização da Vida (CVV) é uma organização que promove apoio emocional e prevenção contra o suicídio, atendendo voluntária e gratuitamente todas as pessoas que querem e precisam conversar, sob total sigilo, por telefone, *e-mail* e *chat*, por 24 horas, todos os dias.

Ao buscar a central do CVV para saber quem poderia me dar uma entrevista, indicaram-me Carlos Correa, do CVV de São Caetano do Sul (SP). Carlos é voluntário do CVV há mais de 20 anos. Ele nos recebeu em uma tarde fria, era uma terça-feira, dia 31 de julho de 2018, e, apesar do frio, não se importou de deixar sua janela aberta para usarmos uma planta bonita que era vista do lado de fora. Apesar da equipe reduzida, tínhamos uma grande preocupação com a fotografia da cena, para que o documentário ficasse o mais agradável e acolhedor possível para quem fosse assistir.

Com sua treinada experiência em ouvir sem julgar, tão própria dos atendentes do CVV, Carlos nos falou sobre os mais diversos assuntos relacionados ao sofrimento emocional de forma muito natural, ele nos deu uma aula sobre o suicídio entre idosos, em especial homens, que apontam um número muito elevado de casos. Carlos nos contou um exemplo de como acontece a triste realidade da pessoa com mais idade, de se isolar dentro da própria família, perdendo a importância que sempre teve como provedor e que agora começa a se sentir atrapalhando. Tenta deixar de gastar para não atrapalhar, toma menos banho para economizar na conta de luz, isola-se ainda mais ao ouvir as discussões da família quando alguém acaba por dizer que os remédios dele estão muito caros, que ele está dando muito gasto. Esse sofrimento emocional vai se intensificando e muitos não se dão conta.

Além dos inúmeros casos de suicídio que acontecem das formas mais convencionais, as estatísticas nem sempre são claras, pois muitos idosos deixam de se medicar propositalmente e a causa da morte acaba por ser diabetes, pressão alta e assim vai. Ainda assim, temos um elevado número de mortes por suicídio entre idosos.

Carlos nos contou da situação do jovem, que não é compreendido dentro de casa e acaba desabafando no CVV, e do quanto essa situação o toca como pai, já que também tem um filho jovem. O isolamento do jovem em razão das tecnologias, da falta de conversa dentro da própria casa, vai criando um afastamento, uma sensação de falta de importância das relações humanas, fator que leva ao sofrimento emocional.

A realidade do atendimento do CVV surpreende as pessoas, já que o voluntário ouve quem liga sem oferecer soluções para os problemas, sem julgar se as atitudes contadas estão certas ou erradas, apenas ouve de forma empática. Uma informação trazida por Carlos foi a importância do alto número de ligações em datas comemorativas. O que ele chama de "*bombardeio social*", com os ideais de família perfeita, pesa para muitas pessoas nessas datas: dia dos namorados sem a pessoa amada, dias dos pais sem pai ou dia das mães sem a mãe. Festas de fim de ano são as mais difíceis, em razão da expectativa que é criada, pois nem sempre a realidade acompanha esse ideal social que é tão promovido pela mídia e por nossa cultura. Tudo isso causa sofrimento emocional. Carlos mostra o quanto uma conversa com uma pessoa de confiança pode ser um alívio, um "*esvaziar de copo*". Ressalta a importância de sabermos onde tem atendimento especializado para o sofrimento emocional, assim como sabemos a quem buscar quando temos dores no corpo, e reforça que, quando essa pessoa de confiança não estiver disponível ou for muito tarde para incomodar um amigo, ou ainda, se esse amigo vier a faltar, o CVV estará lá para te ouvir, 24 horas por dia, pelo telefone 188, por *e-mail* ou pelo *chat* no *site* https://www.cvv.org.br/.

Eu tive a oportunidade de participar do treinamento do CVV, que é longo e muito profundo. Fui voluntária por meio do CVV Web, que é o atendimento via *chat*. A ideia de ouvir sem julgar, sem aconselhar ou dar soluções, nem mesmo dizer que "Tudo vai melhorar!", afinal, você não pode garantir que tudo vai melhorar, é arrebatadora. Toda essa forma de olhar para a pessoa atendida e buscar o ouvir de forma empática como norte, levaram-me a admirar ainda mais o trabalho do CVV e me fizeram questionar o quanto, em nosso dia a dia, damos soluções aleatórias para os problemas dos outros, o quanto julgamos em vez de simplesmente ouvir de forma empática. O CVV é um serviço que eu já usei algumas vezes em momentos de sofrimento emocional. Não substitui a terapia, muito menos o acesso ao psiquiatra, e garanto que o CVV não tem a menor intenção de substituir esses profissionais, nem de prestar esse tipo de serviço. É naquele momento de extrema necessidade que o falar vai dar um novo fôlego para que a pessoa possa seguir sua vida e, quem sabe, buscar ajuda profissional se achar necessário.

O meu convite é que, se o leitor quiser prestar um serviço voluntário, que certamente fará diferença na sua vida e na vida de muitas pessoas, procure o CVV e faça o treinamento, que é incrível! Espero que se identifique com essa forma empática de ouvir o próximo.

4.6 **Uma pausa para o Setembro Amarelo**

Setembro Amarelo é uma campanha em que é promovida a conscientização sobre o fenômeno do suicídio, sua prevenção e muita informação. Como o próprio nome faz entender, acontece todo ano no mês de setembro. Seria perfeito se o documentário estivesse finalizado e pudesse ter sido lançado bem no mês de setembro! Na prática, não foi o que aconteceu. Então, eu precisava suprir a demanda do mês, disponibilizando de alguma forma esse material que eu já havia gravado. Eu sabia que o conteúdo já poderia fazer diferença na vida de muitas pessoas, então criei uma série chamada *Fragmentos do documentário Suicídio – assunto urgente*, que acabou ficando conhecida como *Série fragmentos*. Decupei todo o material, que nada mais é do que assistir a tudo o que foi gravado e roteirizar as partes importantes. Cada entrevista tinha cerca de duas horas de conteúdo, quase nada foi retirado. Apenas um detalhe técnico aqui, outro ali, mas o conteúdo era preservado. Depois disso, defini como seria o formato da série: separada em temas e disponibilizada no YouTube para que o acesso fosse gratuito e o alcance exponencial.

Com três entrevistas, já era possível começar a falar sobre o tema e sentir como seria a reação das pessoas. A primeira parte da *Série fragmentos*, com as três entrevistas, estava disponível no dia 17 de agosto de 2018, com 35 vídeos separados por tema.

Diante dessa demanda, escrevi uma matéria para o portal da Rede Século 21 contando da série, que era um prenúncio do documentário, já trabalhando com alguns dados que havia usado na produção das entrevistas e que demonstravam a necessidade de falarmos sobre esse assunto de difícil acesso e aceitação. Era a primeira vez que esse tipo de informação chegaria ao nosso público.

O argumento usado na matéria foi que a proposta do documentário tem por objetivo principal levar informação e desfazer o tabu relacionado ao tema do suicídio, proporcionando aos telespectadores melhor compreensão do assunto por meio de entrevistas com profissionais da saúde e especialistas e de opiniões que possam contribuir para que mais vidas sejam salvas.

> Pensando na prevenção ao suicídio como uma situação que busca salvar vidas, foi criada a série "Fragmentos" do documentário "Suicídio: Assunto Urgente". Enquanto o documentário ainda se encontra em produção, os "Fragmentos" compreendem partes das entrevistas preparadas para serem divulgadas em inúmeros grupos de apoio espalhados pela internet, onde o assunto é tratado de forma intensa e milhares de pessoas buscam falar sobre suas aflições. Conheça esses fragmentos na playlist do Rede Século 21 no Youtube clicando aqui: bit.ly/FragmentosSuicidio. (Série..., 2018)

Passado esse pré-lançamento, voltei à rotina de produzir novas entrevistas para concluir o documentário. Voltaria a usar esses dados futuramente na abertura do documentário e na matéria que escrevi para o lançamento. Agora existia um compromisso público da entrega do documentário e da *Série fragmentos*, que, ao final, chegaria a 87 vídeos separados por tema.

4.7 Quarta entrevista: professora Lucia Helena Rangel

Quando comecei a pesquisar sobre suicídio, não imaginava que iria chegar a realidades tão distantes da minha. O suicídio entre indígenas foi algo que me surpreendeu muito. É quase o triplo da média nacional, segundo o Ministério da Saúde, conforme aponta uma matéria da revista *Trip*, de 9 de janeiro de 2018, chamada *Suicídio indígena bate recordes. Mais do que opção, morte voluntária é consequência de uma existência em conflito, uma vida de quase-nada*.

> [...] Enquanto o Brasil registra 5,7 óbitos a cada 100 mil habitantes, o índice é de 15,2 na população indígena. A maioria das mortes (44,8%) ocorrem na faixa etária de 10 a 19 anos, ao contrário do panorama geral, em que os adultos de 20 a 39 anos respondem pela maior proporção dos registros. "O suicídio dos povos indígenas pode se tornar um fenômeno epidêmico, que vai se alastrando", avalia Lucia Helena Rangel, antropóloga e professora da Pontifícia Universidade Católica. (Gonçalves, 2018)

Na época, eu tinha conhecimento do Conselho Indigenista Missionário (Cimi), que era um organismo do Conselho Nacional dos Bispos do Brasil (CNBB), que tinha uma função muito interessante: defender a causa indígena tanto no que se refere à sua saúde como à sua cultura. Muito diferente dos primeiros jesuítas, o Cimi promovia a defesa integral do índio em sua própria realidade em vez de tentar evangelizá-lo. Entrei em contato com eles em busca de alguém que pudesse me falar sobre suicídio indígena. Conversei com diversas pessoas e, por fim, acabaram me passando o contato de uma antropóloga que era assessora do Cimi, a doutora Lucia Helena Rangel, professora da Pontifícia Universidade Católica de São Paulo (PUC-SP), especialista em violência indígena. Para a minha alegria, era a mesma pessoa que participou da matéria da revista *Trip* citada anteriormente.

A doutora Lucia tinha diversos artigos sobre o tema de violência indígena e, quando a entrevistei, surpreendi-me muito com um universo que acontecia no Brasil e eu nem imaginava. Fui entrevistá-la na PUC-SP, na tarde do dia 19 de setembro de 2018. Ela começou exatamente pelo fato de a sociedade civil não conhecer a realidade da população indígena. Logo, não compreendem as necessidades desses povos. Entende-se que o indígena que vive na floresta, longe dos nossos olhos, praticamente não existe, torna-se um tipo de folclore, um ser distante e invisível, inclusive quando se fala da população indígena que vive conosco nas cidades e próxima das cidades. A população indígena no Estado de São Paulo é uma das maiores do Brasil, com mais de 60 mil pessoas autodeclaradas só na cidade de São Paulo. Se perguntarmos para alguém sobre indígenas em São Paulo, facilmente a pessoa irá dizer: "*Onde? Não temos indígenas em São Paulo!*" A doutora Lucia entende que isso acaba sendo uma desculpa que a sociedade civil arranjou, com o passar do tempo, para não ter que arcar com as responsabilidades de conceder direitos ou até mesmo para não ter que se desculpar pela escravidão, pelas expulsões de terras. É uma invisibilidade confortável à sociedade civil.

Um outro aspecto relevante é dos povos indígenas que se mostram mais visíveis, nas mais diversas regiões do Brasil, por serem mais confiantes em reivindicar suas terras, direitos à saúde e à educação diferenciada. Esses são tratados como estorvo, como povos que fazem reivindicações descabidas. Ela explica que tudo para o indígena é invisível ou negado. Ainda que a maior parte da população seja autoconfiante, tenha orgulho de sua cultura e suas raízes religiosas, acabamos tendo duas condições: ser orgulhoso de si e ser desprezado, ninguém o considera como pessoa. O fato de a nossa sociedade não tratar o indígena como pessoa é resultado do imaginário, vindo do inconsciente, da ideia de entender o índio como um animal que não precisa de terra, que não tem necessidades.

A doutora Lúcia falou sobre fatos que acontecem próximos às cidades grandes. De índios que vivem em situação de miséria por terem perdido suas terras, que moram à beira de rodovias, às vezes trabalhando em situações deploráveis. A realidade da vida em uma comunidade originária de indígenas difere muito da situação de desalento que estão vivendo graças à falta de terra. É importante entender que a terra, para o indígena, é a vivência em floresta e também o local para ser feito o roçado da família. A vivência da floresta está totalmente relacionada à morada dos espíritos, de seres animados e inanimados, onde pedras têm alma, além dos espíritos encantados que se relacionam com todos esses seres da floresta. Portanto, quando o índio fica sem a terra, ele deixa de vivenciar sua espiritualidade tradicional, que é parte integrante da sua cultura e do seu modo de vida.

Também é na floresta que acontecem os ritos de passagem da adolescência para a vida adulta, em especial para os meninos, pois é quando ele irá aprender a caçar, a saber quais plantas são importantes como alimento, medicação, construção de utensílios, a conhecer os seres encantados da floresta. Mas, em determinado momento, o adolescente precisa fazer um roçado para oferecer à sua futura esposa e construir a vida daquela nova família. Na realidade dos povos sem a própria terra, existe a dificuldade em fazer esse rito de passagem, já que a realidade adulta diante desse adolescente é virar cortador de cana em situações análogas à escravidão, e esse tem sido o "rito de passagem" dele para se tornar adulto.

Esse é apenas um dos exemplos que mostram o quanto se perde a cultura por meio da falta de terra. Perde-se a forma de vivenciar com os seus pares tudo que entendem como vida. Diante dessa falta de perspectiva, desse desalento, o suicídio acaba se tornando uma realidade mais atrativa para muitos indígenas.

Agradeço imensamente a contribuição de Liliane Jaxuca em minha pesquisa.

4.8 **Quinta entrevista: major Diógenes Munhoz**

Minha busca por alguém que pudesse explicar o ofício de salvar alguém que tentou morrer propositalmente teve início no Corpo de Bombeiros de Valinhos (SP). Lá sugeriram o batalhão de Campinas (SP), que me indicou o departamento de assessoria de imprensa. Nesse meio tempo, vi uma entrevista nas redes sociais de um bombeiro que dava treinamento aos bombeiros de todo o Estado de São Paulo sobre uma nova abordagem na prevenção do suicídio: o major PM Diógenes Martins Munhoz, do Corpo de Bombeiros São Paulo, que trabalha há 17 anos na Escola Superior de Bombeiros de São Paulo. Idealizador do Curso de Abordagem Técnica a Tentativas de Suicídio; formado pela Academia de Polícia Militar do Barro Branco (1996); bacharel em Direito pela Universidade Paulista (2002); engenheiro Civil pela Universidade de Guarulhos (2012); mestre em Ciências Policiais pela Academia de Polícia Militar do Barro Branco (2015). Tem especializações em: Resgate e Emergências Médicas (2001); Docência em Resgate (2002); Mergulho Autônomo (2004); Salvamento Terrestre (2005); Salvamento Veicular (2007) e Busca e Resgate em Estruturas Colapsadas (2009). Coautor dos livros *Atendimento pré-hospitalar* – GRAU (2014) e *Psiquiatria: estudos fundamentais* (2018). Autor do livro *Abordagem técnica a tentativas de suicídio* (2018).

Na época da nossa entrevista, que aconteceu na Escola Superior de Bombeiros de São Paulo, na manhã do dia 18 de outubro de 2018, major Diógenes era capitão, logo, no documentário, é creditado como tal. A minha ideia de entender como se daria um salvamento de um tentante de suicídio se ampliou diante da vasta experiência do major Diógenes. Cheguei àquela entrevista com questões mais aprofundadas e, para a minha alegria, ela superou muito as expectativas. Ele começou falando sobre a abordagem humanizada. Diógenes explica que o treinamento original que ele recebeu foi ir até a pessoa que estava prestes a morrer por suicídio, distrair a pessoa e dar o "bote", ou seja, retirar a pessoa da situação de risco de estar à beira de um prédio, por exemplo. Naquela época, ninguém imaginava que abordar o tentante daquela forma criaria mais um trauma. Antes, entendia-se que essa pessoa era uma egoísta, que atentava contra a própria vida. O respeito pela pessoa acabava ficando em segundo plano. O importante era salvá-lo e pronto. Ele explica, inclusive, que, naquela época, chamavam de suicida a pessoa que tentava o ato; agora, major Diógenes os chama de tentantes, pois é importante tirar o estigma que a palavra suicida causa nessa pessoa para o resto da vida. A partir de uma ocorrência no ano de 2006, major Diógenes, depois de passar seis horas em uma torre de telefonia conversando com um tentante, observou que, quando o chamava pelo nome ou entrava na história de vida daquela pessoa, ele queria cada vez menos que ela se matasse. Ele relata que a pessoa falava muito com ele e acabou por desistir do ato e desceu da torre. Ao chegar ao chão, sentiu-se estranho por não ter se apresentado como quem dominava a situação, mas entendido que o tentante desistiu "por conta própria", apenas com o diálogo entre eles. Esse fato o levou a tentar entender e estudar a abordagem mais voltada à pessoa, uma abordagem mais humanizada. Assim nasceu um trabalho de 15 anos que se tornou mestrado. Em dezembro de 2015, pela primeira vez, foi promovido um Curso de Abordagem Técnica a Tentativas de Suicídio. Hoje, esse curso é direcionado a bombeiros, agentes de saúde, agentes de trânsito, equipes de metrô e órgãos públicos.

Uma ressalva importante foi sobre a tentativa de suicídio entre adolescentes, área em que ele faz questão de estudar jogos da atualidade, linguajar e atitudes que fazem sentido para esse público. Diógenes ressalta a importância de entender esse grupo e saber se comunicar, compreender que, para um adolescente, a simples perda de um celular é uma situação de tragédia, enquanto um adulto ficaria apenas chateado. Diante desse exemplo, ele multiplica a ideia de entender a pessoa que é abordada naquele momento, pois, em muitos casos, aquela pessoa só tem você. Muitas vezes, o que faz um tentante se arrepender e desistir do ato é a sua rede de apoio, que nada mais é do que as pessoas com quem ele tem vínculos afetivos, para as quais sabe que sua morte causaria um enorme sofrimento e pelas quais sua ausência seria sentida. Quando o tentante não tem essa rede de apoio bem definida, a figura do bombeiro pode ser a única pessoa que se importa com a vida dele naquele momento. Essa situação de importar-se com a vida do tentante precisa ficar clara.

Em sua ampla experiência, Diógenes explica a importância de não incentivar o suicídio, que é um crime previsto por lei. Fala da necessidade da empatia para com o tentante que está no alto de uma ponte ou de um prédio. Muitos comentam diante dessa situação: "*A pessoa que quer se matar não fica chamando a atenção.*" Provavelmente aquela pessoa já atentou contra a própria vida muitas vezes, sozinha no quarto. Quando vai para o alto de uma ponte, aquele é um pedido de ajuda. Ela quer acabar com o sofrimento, e não com a própria vida. É preciso ter clareza e empatia neste momento. Aquela pessoa provavelmente está passando pelo pior momento de sua vida, é preciso ter respeito.

Existem três grupos de tentantes: os agressivos, os depressivos e os psicóticos. Diógenes alerta para a importância de ter uma abordagem distinta para cada um desses grupos, técnica ensinada à exaustão no curso de Abordagem que ele ministra, do qual tive a oportunidade de participar na parte teórica. Se a pessoa estiver gritando e xingando, ela estará no grupo dos agressivos. Se estiver chorando quieta, pertence aos depressivos. Se a pessoa estiver desconectada da realidade, ela está no grupo dos psicóticos. Essa identificação deve ser clara para profissionais da área da prevenção, para que escolham a melhor abordagem e tenham uma maior possibilidade de desistência por parte do tentante.

Como agir diante de uma ocorrência de tentativa de suicídio? Se a pessoa tomou algum tipo de medicamento, o Corpo de Bombeiros ou o Samu devem ser acionados: telefones 193 ou 192, respectivamente. Para o caso de a pessoa estar com uma arma ou querer se jogar de algum lugar, ligue para o Corpo de Bombeiros: telefone 193. Enquanto isso, não tente pegar essa pessoa ou correr para cima dela. Converse com a pessoa, incentive-a a falar, pois, na maioria dos casos, enquanto ela está sendo ouvida, dificilmente vai se jogar, ou se cortar com uma faca, ou dar um tiro em si mesma. Converse com empatia até a chegada do Corpo de Bombeiros. O major Diógenes ressalta que uma ocorrência de tentativa de suicídio *não é uma ocorrência do Corpo de Bombeiros*, mas, sim, uma ocorrência de toda a sociedade.

4.9 **Sexta entrevista: Padre Lício de Araujo Vale**

Eu tinha uma demanda que era compreender como as diversas religiões viam a morte por suicídio, em especial, essa questão da condenação, da culpa e da vergonha para a família. Minha solução era entrevistar um representante de cada religião, o que levaria a minha produção a números difíceis de serem executados. Fiquei nesse dilema por muito tempo, sem saber como resolvê-lo, pois, isso aumentaria muito a quantidade de entrevistas, deixando o documentário inviável.

Foi quando soube do lançamento do novo livro do Padre Lício de Araujo Vale – teólogo e filósofo, que perdeu seu pai para o suicídio quando tinha apenas 13 anos. Autor do livro *E foram deixados para trás* (Vale, 2018) e sacerdote desde 1983, foi secretário executivo da Regional Sul 1 da Conferência Nacional dos Bispos do Brasil (CNBB). Atualmente, é pároco da Sagrada Família, em Vila Praia, São Paulo (SP). Em seu livro, Padre Lício entrevista líderes de diversas religiões em relação ao ato suicida. Era tudo que eu precisava!

Era uma alegria me encontrar novamente com Padre Lício, com quem trabalhei no início da minha carreira. Sempre muito espirituoso e brincalhão, foi uma festa quando conversamos sobre a possibilidade da entrevista. Havia tempos que não o via, não imaginava que ele estivesse inserido no universo da prevenção do suicídio.

A entrevista aconteceu no dia 22 de outubro de 2018. Antes de falar sobre como as diversas religiões entendiam o suicídio, Padre Lício me deu uma aula sobre como a Igreja Católica mudou sua forma de pensar sobre o suicídio no decorrer da história. Ele me contou um caso muito curioso de um santo conhecido como cura D'Ars – trata-se de São João Maria Vianney, nascido em 1786, época em que a Igreja Católica condenava veementemente o suicídio. Conta a história que uma mulher entrou na catedral de Ars, onde estava São João Maria Vianney atendendo confissões. Ela entrou, gritando em desespero, e o abordou, explicando aos prantos que seu marido cometera suicídio, pulando de cima da ponte e caindo no mar. O cura D'Ars olhou para ela com ternura e disse: "Entre a ponte e o mar existe a mão misericordiosa de Deus amparando seu marido." Entre 1700 e 1800, esse pensamento era muito inovador, muito distante da realidade da época.

Padre Lício explicou que, para a Igreja Católica, até 1980, tinha-se a visão de que a pessoa que tirou a própria vida teria pecado contra o quinto mandamento: não matar (nem ao outro, nem a si mesmo). Logo, a família era tolhida dos ritos fúnebres.

Para a família religiosa, não ter direito de fazer os ritos fúnebres pelo parente que morreu de suicídio é devastador. Além da perda da pessoa, tem que lidar com a vergonha social de ter um familiar condenado, sem salvação.

A declaração de 1983 da Igreja Católica retira a proibição do acesso aos ritos fúnebres, e o Catecismo de 1992 mostra a mudança de postura da Igreja, dizendo "*Vamos deixar Deus ser Deus, ele pode, com sua infinita misericórdia, dar ocasião de arrependimento e salvar as pessoas que se matam, cabe a nós, quanto igreja, rezarmos pelas almas das pessoas que se mataram.*"

Curiosamente, as outras vertentes religiosas também passaram por essa transformação. Padre Lício entrevistou representantes de nove das principais religiões do Brasil: catolicismo, protestantismo, protestantismo pentecostal e neopentecostal, judaísmo, islamismo, budismo, espiritismo, umbandismo e candomblé. O advento das ciências, da sociologia e da psicologia acabou mudando a visão da religião.

O judaísmo, por exemplo, vê o suicídio como pecado grave, pois ninguém tem o direito de fazer isso; porém, ninguém quer tirar a própria vida, a pessoa não está "inteira" para decidir isso. Logo, há perspectiva de salvação divina. Os mortos por suicídio voltam a ter direito aos ritos fúnebres, assim como no catolicismo.

No islamismo, sobretudo, em razão da realidade superficial que conhecemos de homem-bomba, acabamos entendendo erroneamente o que a religião prega. O islamismo entende que a pessoa que morre por suicídio não está bem, não está inteira como pessoa, por mais que tenha uma relação próxima com Deus por conta da religião. O *Alcorão* dá esse entendimento quando se trata de suicídio entre muçulmanos. Logo, as famílias terão direito aos ritos fúnebres.

Entre os protestantes tradicionais, Padre Lício entrevistou uma pastora da Igreja Batista. Ela afirma que, na *Bíblia*, existem seis suicídios. E, logo depois de serem narrados os suicídios na *Bíblia*, não existe nenhum relato de condenação no texto bíblico. Não fala de castigo divino ou frase condenatória. O protestante tradicional entende que, se o texto bíblico não condena, eles também não podem condenar. Apesar de ser um pecado grave, foge da ordem de condenação e vale a salvação também das pessoas que morreram pelo suicídio.

Os neopentecostais acreditam, na visão do pastor que Padre Lício entrevistou, que a pessoa é tentada pelo demônio; mas os adeptos dessa fé que são batizados, por mais que entendam o suicídio como algo abominável, também compreendem que nem mesmo esse tipo de morte pode tirar a pessoa da salvação do Cristo.

No espiritismo, em que a lei é a causa e o efeito, acreditam na reencarnação para se purificar e na vida após a morte: a pessoa vai ascendendo até chegar ao céu. A "escolha" do suicídio leva a pessoa a interromper esse processo evolutivo. Então, a pessoa irá para o umbral, um lugar de sofrimento, mas a misericórdia de Deus a acolhe e, na próxima vida, esse suicídio da vida passada terá um peso. O importante é que, em todas as principais religiões, entra o Deus misericordioso, que acolhe a pessoa que morreu por suicídio.

O budismo entende que a pessoa que morre por suicídio também interrompe um ciclo de iluminação e haverá consequências, Buda, porém, haverá de acolher essa energia e reencarnar a pessoa em uma nova vida.

Uma sacerdotisa de umbanda entrevistada pelo Padre Lício disse que o suicídio é raro entre os praticantes da umbanda por terem uma relação muito próxima uns com os outros. Mas, quando o suicídio acontece, acredita-se que é deixada uma energia muito negativa no ambiente e que várias seções de descarrego vão purificar aquelas energias do ambiente – da pessoa que morreu e da família. Todos serão purificados por meio desses trabalhos.

Em dois terreiros de candomblé, Padre Lício entrevistou dois babalorixás que têm uma visão parecida com a da umbanda e dizem a importância da proximidade da comunidade e, portanto, cuidam muito uns dos outros, fato que diminui os casos de suicídio, mas, quando acontece o ato, também existe a prática da purificação de todos os envolvidos.

O Padre Lício ressalta que a grande descoberta dessas entrevistas é a figura de um Deus misericordioso, que acolhe no oceano infinito da sua misericórdia o desespero de quem se mata. Essa foi uma gratíssima surpresa, visto que, às vezes, somos muito cruéis. Nós julgamos muito os outros, temos dificuldades em acolher, conversar e entender quem é diferente de nós. Mas, nas principais religiões do Brasil, é sempre possível entender um Deus que ama e, porque ama, não julga, não condena, acolhe, perdoa, salva e resgata. Acolhe no seu amor, que é infinito, o grande desespero de quem se mata. Para ele, como padre, foi uma descoberta libertadora.

Padre Lício é sobrevivente do suicídio, pois seu pai morreu dessa forma em 1970, quando Padre Lício ainda era adolescente. A família dele sofreu muito por não poder celebrar os ritos fúnebres do falecido pai. Para as famílias sobreviventes que praticam a fé católica, a mudança de postura da Igreja é um bálsamo. Deus é pai, é misericórdia, é amor. E o amor sempre salva.

4.10 Sétima entrevista: doutor Neury Botega

Um nome que sempre aparecia em minhas pesquisas era o do doutor Neury Botega. Psiquiatra, fundador da Associação Brasileira de Estudos e Prevenção do Suicídio e professor titular de Psicologia e Psiquiatria da Faculdade de Ciências Médicas da Universidade Estadual de Campinas (Unicamp). Neury é autor dos livros *Crise suicida: avaliação e manejo* (2015), *A tristeza transforma, a depressão paralisa* (2018), entre outros.

Neury havia acabado de lançar o livro *A tristeza transforma, a depressão paralisa* pela editora Benvirá. Livro esse que li em poucos dias. Precisava estar em sintonia com ele para absorver o máximo de informação possível. A lista de perguntas era quase abusiva, mas Neury respondeu uma após a outra, com muita satisfação e muito profissionalismo, como já era de se esperar. Em uma de suas palestras que eu já havia assistido, Neury fala sobre o suicídio na história da humanidade. Ele explica amplamente como, desde a Antiguidade dos gregos e romanos, o suicida era visto de forma elitizada – o suicídio era um direito do homem livre, opção não válida para os escravos. Passando pela Idade Média, o suicídio era visto como uma instigação do demônio, um pecado mortal, em que o corpo de quem morreu de suicídio tinha seu cadáver torturado, esquartejado, pendurado de cabeça para baixo e despido. Havia um círculo do inferno reservado ao suicida. Até chegarmos ao Iluminismo, com os primeiros tratados científicos que buscam entender o suicídio. Ele explica um pensamento do Iluminismo trazido por Robert Burton, no livro *The anatomy of melancholy*: "Se há inferno nesse mundo, ele se encontra no coração do homem melancólico" (Burton, 1621, tradução nossa). A melancolia é o antigo nome dado à depressão. Viver com uma doença chamada depressão pode ser um inferno que pode levar ao suicídio. Aquelas palavras eram poderosas e muito verdadeiras para mim! Foi daí que começamos a entrevista, naquela tarde de sexta, no dia 26 de outubro de 2018.

Neury começa explicando a realidade do suicídio ser multifatorial. A depressão, somada a outros diversos fatores, pode levar ao suicídio. Ele frisa que estamos falando de uma depressão grave, e não de uma tristeza. No entanto, se sairmos da depressão, a próxima patologia mental muito associada ao suicídio é a dependência de substâncias químicas, principalmente o álcool. Vale lembrar que, muitas vezes, acontece uma associação entre depressão e alcoolismo.

Outra patologia mental muito ligada ao suicídio que, combinada a outros fatores, pode levar uma pessoa à morte é o transtorno bipolar. A transição entre as fases eufóricas e as fases de depressão profunda aumenta muito o risco de suicídio. Logo, o transtorno mental e uma tentativa de suicídio prévia são os dois principais fatores de risco para o suicídio. Mas pode haver um suicídio sem a existência de um transtorno mental. Como profissional da saúde mental, Neury entende que há uma parcela de mortes que pode ser evitada, fato que o motivou a lutar na prevenção do suicídio.

Neury nos fala da hereditariedade no suicídio, tanto por uma questão genética, que pode aparecer diante da existência de doenças como esquizofrenia em determinada família, quanto por identificação, que é um fator psicológico. Pode acontecer que, na história da família, o avô ou o pai se mataram entre 60 e 70 anos. Logo que a pessoa se aproxima dessa idade, começa a problematizar e a se identificar com a ideia do suicídio, por ter respeito e admiração pelos familiares que escolheram esse caminho. Ele ressalta que ninguém é predestinado ao suicídio por ter um familiar que já cometeu o ato. Muitas vezes, isso é até um motivo para se cuidar mais, ficar mais atento ao risco. Porém, se a pessoa começa a pensar em suicídio, é importante que ela procure um profissional de saúde mental.

Ele relata que o preconceito relacionado à busca de um profissional de saúde mental é grande, mas, atualmente, o acesso a esse tipo de profissional melhorou muito. Muitas pessoas usam desculpas como fuga para não tratar suas dores, como se ir ao profissional de saúde mental fosse uma fraqueza. Argumentam que uma pessoa de fora não pode resolver os problemas de casa e acabam fugindo do próprio tratamento. Tudo isso é preconceito e ainda precisa ser mudado.

Na visão de Neury, hoje, no Brasil, temos uma endemia dos casos de suicídio, não há uma diminuição no número de mortes – havendo, lentamente, um aumento. Pensando no ano de 2017, ele ressalta a importância do advento do jogo *Baleia azul* e da série *13 reasons why*, sucessos entre os adolescentes, fato que fomentou mais discussão sobre o tema. Os profissionais envolvidos com prevenção do suicídio já vinham trabalhando com o Setembro Amarelo com palestras quando o Ministério da Saúde sentiu que está na hora de se pronunciar pela primeira vez, vindo a público e trazendo números oficiais sobre o suicídio no Brasil, comprometendo-se a participar do Setembro Amarelo e das demais campanhas.

Ao falarmos sobre a realidade hospitalar no Brasil, Neury conta que a prevenção do suicídio melhorou por meio do Centro de Atenção Psicossocial (CAPS), que consegue atender uma parcela das pessoas com transtornos mentais, porém, uma outra parcela de casos muito agudos não está sendo atendida. Neury defende a criação de enfermarias de psiquiatrias em hospitais gerais. A ideia é que essas pessoas precisam de atendimento rápido e eficiente, com diagnóstico diferenciado, internação de poucos dias para entenderem o que está acontecendo e receberem melhor atendimento. Ele ressalta a importância do treinamento tanto dos profissionais de saúde quanto dos profissionais de saúde mental, que, muitas vezes, ainda usam discursos morais para o tentante do ato, em vez de promover um atendimento mais eficiente. Um bom caminho para formação profissional é a Associação Brasileira de Estudos e Prevenção do Suicídio (ABEPS). Neury é um dos fundadores da associação.

Fazer uma boa avaliação do nível de risco e ter para onde encaminhar esse paciente é fundamental. Neury aponta, além da solução trazida pelo treinamento, a diversificação dos ambientes de serviço de atendimento à saúde mental, tendo, além do CAPS, a enfermaria de psiquiatria em hospital geral, residência terapêutica e ambulatórios de saúde mental, esse último para casos de complexidade média.

Conversamos sobre a chantagem em casos de suicídio. Segundo Neury, é preciso estar atento, uma pessoa que se valha de chantagem precisa de acompanhamento psicológico. Visto que o suicídio é multifatorial, a chantagem é apenas mais um item para se acompanhar, pode acontecer o sofrimento, a dependência de álcool, alguma depressão, tudo tem que ser avaliado. O que não se deve permitir é que a pessoa imponha uma relação doentia de chantagem. Criar uma dependência em que se deve estar disponível para a pessoa em tempo integral não é bom para nenhuma das partes. Isso é válido também para profissionais da saúde.

Como professor, Neury se diz bastante realizado por ver o interesse da sociedade em trabalhar a prevenção do suicídio em suas aulas e palestras. Uma maneira didática de entender a situação de risco, é a sigla ROC, em que a letra R é de "repare no risco", a letra O é de "ouça com atenção", sem julgar ou comparar a dor dela com a dor do outro, que seria muito maior que a dela, e a letra C, que é "conduza a um profissional de saúde mental". Muitas vezes, a pessoa que não está bem não vai conseguir procurar um profissional, visto que não tem força nem para tomar o próprio banho, quanto mais ir ao médico e tomar o remédio. Então, é necessário, em determinados casos, conduzir a pessoa a um profissional de saúde mental.

Neury ressalta a importância de um estudo do Instituto Oswaldo Cruz, no Rio de Janeiro, que mostra as altas taxas de suicídio entre idosos, normalmente relacionadas a isolamento, desamparo, incapacidade, doenças que causam dor, deformidade e necessidade de auxílio. Por esse motivo, precisamos olhar para os idosos pensando em qualidade de vida. Outros aspectos problemáticos para idosos do sexo masculino são a situação da aposentadoria, a impotência sexual e ver os amigos morrendo um a um. A taxa de suicídio entre homens é maior do que entre as mulheres, e isso merece atenção.

Finalizamos a entrevista com Neury falando sobre os sinais do suicídio. Ele dá o exemplo de um adolescente que muda alguns padrões de comportamento, e isso mostra que aquela pessoa não está bem; que não necessariamente vá se matar, mas não está bem – a pessoa era sempre sociável e então passa dia após dia no quarto, deixa de ir aos ensaios da banda, para de tomar banho e de escovar os dentes. É claro que muitos adolescentes, por vezes, não querem tomar banho e escovar os dentes, mas é importante entender a mudança de comportamento que se mantém ao longo do tempo. É importante estar atento à mudança de padrão. O problema é que, virtualmente, fica difícil entender se ele está bem, afinal, a foto na rede social é sempre sorrindo; logo, é preciso um acompanhamento pessoal para entender se existe uma mudança importante de comportamento.

Neury também fala da importância de movermos o olhar para as pessoas que são estigmatizadas pela sociedade. O suicídio entre minorias é um fato inegável, com números elevados. Ele fala sobre os jovens indígenas, com o enfraquecimento das tradições, e das divindades que moram na selva e que estão se perdendo junto com suas terras. Existe a dificuldade de fazer parte de uma nova cultura causada pela proximidade com a civilização. Existe um espaço mais restrito e uma luta muito maior. Logo, pessoas que fazem parte de minorias têm índices maiores de suicídio, incluindo pessoas que pertencem a grupos menores e são perseguidas politicamente, religiosamente etc. Além disso, temos os casos em que a pessoa é diferente, não por escolha, mas por ter nascido diferente, como as pessoas LGBTQIA+. Essa situação pede uma postura diferenciada da sociedade para abrir espaço para que essas pessoas consigam cargos, valores e reconhecimento equivalentes aos da maioria da população. Temos que falar sobre preconceito e intolerância. Quando temos menos preconceito e mais tolerância, quando temos maior compreensão do problema, os índices de suicídio diminuem. Aconteceu isso com o HIV (aids) quando se acreditava que era uma doença dos *gays*, dos perdidos, dos devassos. Tudo começou a mudar quando o HIV começou a chegar às famílias "comportadas", da classe média alta. Aconteceu uma nova percepção da realidade. Hoje, temos uma redução do suicídio entre as pessoas com HIV (aids). Por isso há a necessidade de acolhermos as minorias e as pessoas socialmente estigmatizadas, é possível reduzir o número de suicídios por meio da mudança de visão da sociedade.

4.11 Oitava entrevista: Karina Okajima Fukumitsu

Uma pessoa que foi parte da equipe e que vibrava comigo a cada passo desse documentário é a Bethania Reis, que assina a parte de pesquisa qualitativa. Além de publicitária, na época, a Bethania estudava Psicologia – hoje já é formada e me orgulha muito! Ela abraçou comigo a necessidade de fazer esse documentário, trazendo nomes relevantes ao tema e aprofundando o assunto de forma que conseguíssemos prestar o serviço de levar informação de qualidade e da forma mais abrangente possível. Foi quando ela me falou da Karina Okajima Fukumitsu, a educadora dos pés descalços. Achei o título curioso e fui pesquisar quem era. Comecei assistindo a uma palestra dela disponível no YouTube: *Suicídio e o processo de morrência*. Fiquei tão arrebatada ao ver aquela mulher no palco, com um conteúdo profundo, que eu só consegui falar: "*É isso que precisa ser dito!*" Ela ensina descalça por conta de uma promessa. Karina foi acometida por uma inflamação cerebral que a fez perder os movimentos e esquecer coisas básicas, como o alfabeto, e chegou a ter ideações suicidas. Ela prometeu que, se saísse daquela situação, estaria sempre descalça no "solo sagrado" do consultório ou da sala de aula. Assim ela faz até hoje.

Preparar-se para a entrevista da Karina foi intenso. Era muito material: mestrado, doutorado e muita experiência de vida! Karina é psicóloga, com pós-doutorado em Suicidologia, autora dos livros *Vida, morte e luto: atualidades brasileiras*, *Suicídio e Gestalt-terapia*, *Perdas no desenvolvimento humano*, *Suicídio e luto: histórias de filhos sobreviventes*, *A vida não é do jeito que a gente quer* (todos esses pela Lobo Editora), *Programa RAISE: gerenciamento de crises, prevenção e posvenção do suicídio em escolas* (pela Phorte Editora), entre outros. Karina tem experiência na área de psicologia, com ênfase em psicoterapia, supervisão clínica e suicidologia. É coordenadora do Programa RAISE (Ressignificações e Acolhimento Integrativo do Sofrimento Existencial) de Prevenção e Posvenção ao Suicídio e também da Pós-graduação em Suicidologia: Prevenção e Posvenção, Processos Autodestrutivos e Luto da Universidade Municipal São Caetano do Sul (USCS) e, como coordenadora dessa pós-graduação, convidou-me para dar uma aula sobre prevenção do suicídio entre pessoas LGBTQIA+, convite ao qual tive a honra de atender em fevereiro de 2020.

A entrevista aconteceu no dia 30 de outubro de 2018, uma terça-feira. Karina é uma pessoa com muita experiência acadêmica e de vida. A conversa fluiu como se já nos conhecêssemos havia muito tempo. Ela quis saber quais perguntas faria, então, entreguei meu roteiro para ela. Karina riu de forma descontraída e falou: "*Você sabe mais de mim do que eu mesma?*" Eu só pude responder que havia feito a lição de casa. Não ousaria estar diante de uma pessoa com toda essa bagagem sem me aprofundar e tentar tirar o melhor daquela entrevista.

O processo de luto do filho da pessoa que se matou é o tema da tese de doutorado da Karina. Nesse trabalho, ela desenvolve a expressão "processo de morrência", também definido como definhar existencial, que leva à fragmentação da perda de sentido na vida.

Segundo Karina, quando você permite que o outro te machuque, também é um tipo de processo de morrência. Nós construímos os processos autodestrutivos de forma que minamos a nossa esperança em quem somos.

Ela usa uma assertiva do psicólogo Edwin Shneidman, que diz que o suicídio é "um ato definitivo para um problema temporário", para fazer uma pessoa entender que, na verdade, ela gostaria de matar aquilo que está provocando o sofrimento, e não a ela por inteiro. Logo, entende-se que o ápice do processo de morrência acaba sendo o suicídio. Quando as pessoas se identificam com a ideia do processo de morrência, percebem que já vivenciaram essa situação, elas se sentem acolhidas por existir um termo que defina essa dor que elas estão sentindo. Conclui dizendo que acolher é dar colo para essa dor.

Karina nos falou sobre duas grandes faixas etárias em que acontecem mais suicídios: adolescentes e idosos. Ela entende que, nos dois casos, existe crise. Há uma separação daquilo que é conhecido, também no processo de morrência. Na crise, é hora de extrair flor de pedra, é um momento ideal para a busca de equilíbrio e um escoamento dessa crise, assim é a alternância da vida. Caso isso não aconteça, acabamos adoecendo e pensando em nos matar. Nos adolescentes, essa alternância fica muito mais forte; nos idosos, porém, existe uma má compreensão do que é ser idoso, entendem a velhice como algo que está próximo da morte. Apesar desse senso comum, é necessário chegar à velhice como uma pessoa produtiva, que valoriza o ter, as conquistas financeiras. Eu sou aquilo que eu posso fazer financeiramente: surge aqui um questionamento já na aposentadoria, pois a pessoa vai se deparar com várias restrições, além de não se sentir mais produtiva. Karina questiona quem chama a velhice de "a melhor idade", a sabedoria adquirida durante a vida deve ser utilizada pela pessoa idosa para que tenha uma tolerância existencial. Agora é o momento de aproveitar a vida com os louros que foram construídos durante a vida: sua família, tudo o que produziu e as benesses desse caminho percorrido.

"*Se tem vida, tem jeito!*", afirma Karina com um sorriso no rosto. Ela conta que as adversidades que passou com a inflamação cerebral a ensinaram muito. Com essa provação, precisou aprender a resgatar a esperança. "*Quando não há o que fazer, cuide do comer, do beber e do respirar para apenas se manter viva.*" Explica que, às vezes, a vida nos proporciona um "tsunami existencial", é necessário recolher os escombros antes de qualquer coisa, você nunca mais será o mesmo, mas é necessário entender que você precisa ser generoso com você mesmo, o suficiente para restaurar a sua vida. Ela dizia:

> *Você só precisa recolher inicialmente os escombros e, se você está respirando, precisa manter o comer e o beber para dar energia para seu corpo continuar, manter-se vivo, esse é o início, entende-se que se tem vida, tem jeito. Desde que você reconsidere as suas necessidades, respeite a sua dor e não se apresse. A vida é uma arte que leva tempo!*

"*Louco é aquele que não se autoriza sofrer*", diz Karina diante da minha provocação sobre as pessoas que não vão ao psicólogo, porque dizem ser médico de louco. Ela explica que é uma loucura acreditarmos que podemos ser tratados como objeto. Como obviamente não somos objetos, sofremos! Logo, devemos nos apropriar da nossa fragilidade, inclusive para falar que precisamos de ajuda profissional, ajudar-nos a ser ajudados. Loucura maior é você achar que tem que ser forte o tempo inteiro. Não podemos nos culpar pelas coisas que sentimos ou pensamos. Podemos nos culpar apenas por nossas ações. Confirmar nossos pensamentos legitima quem nós somos.

Quando pergunto à Karina sobre os sinais de alerta diante do suicídio, ela dá diversos exemplos de sinais verbais diretos, como "*Eu quero morrer!*", "*Quero sumir!*", "*Gostaria que tivesse um botãozinho para que eu não lidasse com essa situação.*" Os alertas de sinais verbais indiretos são "*Daqui a pouco, vocês não vão ter mais preocupação comigo.*", "*Daqui a pouco, eu não vou dar mais trabalho.*", "*Acho que vocês vão sentir saudades de mim.*" Também existem sinais comportamentais, como irritabilidade, insônia ou excesso de sono, mudanças abruptas de comportamento, desfazer-se de objetos importantes, ligações telefônicas de despedida pedindo ajuda para fechar algumas pendências. Os transtornos mentais, porém, são as situações que mais precisamos observar como sinais de alerta, em especial, se já houve tentativa de suicídio anterior. É necessário receber ajuda de um profissional para que a pessoa possa ressignificar sua percepção e que depois consiga escoar esses sentimentos para não adoecer, afinal, estamos aqui para viver!

Karina fala da importância de termos rede de apoio. Ela explica ao paciente que, quando estiver diante de desespero, desamparo e desesperança, os três Ds de alerta para o suicídio da Associação Brasileira de Psiquiatria, ele vai ligar para dois contatos que deixou anotados previamente como rede de apoio. Esse é o combinado que ela faz com o paciente já no primeiro contato. Além disso, deve avisá-la que está em situação de risco para que ela, como psicóloga, também entre em contato com essas pessoas e saiba se está tudo sob controle. É importante que o paciente entenda que não está bem e acesse essas pessoas voluntariamente. É preciso que ele tenha autonomia, até porque o psicólogo não pode ser o salva-vidas. O ideal é que a pessoa entenda que ela precisa se ajudar, resgatar a sua superação. O psicólogo a ajuda nesse processo, torna-se alguém que é semelhante a um guarda-vidas, e nunca um salva-vidas – é, portanto, um guardião da vida. Ela ressalta a importância de ampliar a rede de apoio. Pessoas com quem você se sente querido, escutado, ouvido, acolhido – pessoas que te fazem bem. Por mais que não sejam permanentes, essas pessoas também devem fazer parte de seus laços afetivos que podem compor a sua rede de apoio, pessoas com quem você pode contar num momento de risco.

A última pergunta que faço à Karina é sobre o suicídio entre minorias. Ela diz que não gosta da ideia de minorias, mas tem preferência pelo termo "grupos de vulnerabilidade". A principal sensação do processo de morrência é a falta de pertencimento, esse grupo é colocado num contexto que não pôde escolher e precisa se adaptar. Tenta, à custa de muito sofrimento, adequar-se ao que acredita ser do agrado dos outros. Quando você tenta entrar num formato, perde aquilo que é principal, a sua forma singular. Não se coloque como minoria, porque você não é! Só você sabe a grandiosidade de existir tal como é. Então, aproprie-se da sua existência! Resgate a sua esperança, não é por acaso que você é exatamente quem você é. A sua missão ninguém pode fazer por você! "*Se pertença a você*", por mais esquisita que essa frase pareça. Nos processos mais agudos de morrência, é perceptível que a pessoa sente que não deveria ser quem ela é. Nós nos desfalcamos da nossa morada existencial, é preciso que nossa morada existencial seja o nosso lar! Não devemos pagar aluguel da nossa morada existencial, mas, sim, ser proprietários dela! Então, pertença a si mesmo! Queira bem a si mesmo na sua existência.

Após esse belo convite à vida, agradeço imensamente à Karina e encerro a gravação de alma lavada.

4.12 **Um tabu publicado**

Uma fase importante havia chegado ao fim. A cabeça repleta de possibilidades e responsabilidades diante de um conteúdo tão rico me fazia ter sede e medo da edição. Como transformar mais de dez horas de entrevistas em, no máximo, uma hora de documentário? O que tirar e o que deixar? A minha sorte é que havia a *Série fragmentos*, em que o material estaria disponível de forma integral. Isso me trouxe paz para montar a sequência do documentário de forma que ficasse didática e eficiente, abrangendo as diversas vertentes de prevenção do suicídio. Era importante ter em mente que a maioria das pessoas teria acesso ao assunto pela primeira vez. Era preciso informar sem assustar e com responsabilidade para não romantizar o suicídio. A decupagem já dava vazão aos roteiros da *Série fragmentos*, que havia começado a ser editada antes. Nesse meio tempo, gravamos a abertura, que logo foi editada e aplicada na série juntamente com a trilha sonora, que foi doada pelo grande guitarrista e músico Boy Gethsemane. Na sequência, editamos o documentário, tivemos três revisões e finalizamos. A *Série fragmentos* entrou no ar no dia 4 de dezembro de 2018, e o documentário *Suicídio – assunto urgente*, no dia 5 de dezembro de 2018.

O resultado foi aparecendo aos poucos. A começar pelos próprios profissionais envolvidos, que começaram a relatar os casos de pessoas que assistiram ao material e ficaram muito agradecidas pelas informações. Os entrevistados também deram um retorno muito positivo, além de muitos relatarem que já estavam utilizando o material em suas palestras, aulas ou, ainda, direcionando a seus clientes e pacientes. Na data em que escrevo este texto, março de 2020, são mais de 18 mil visualizações do documentário no YouTube, sem contar os números da primeira plataforma em que ele estava, o RS21 Play. Levando em conta o assunto tabu que é o suicídio e que, até então, não se falava muito sobre o tema, considero um excelente resultado, afinal, não é um entretenimento para se assistir durante o almoço de família. É difícil parar para se informar sobre um assunto que sabemos que é pesado para a maioria das pessoas. Alegra-me muito o fato de o documentário ter ganhado especial aceitação entre os profissionais de saúde mental, estudantes e recém-formados na área. Tive a oportunidade de ser convidada para falar sobre a experiência do documentário para esses profissionais e estudantes. Confesso que foi muito gratificante poder partilhar com eles minhas experiências e sentir que foi feita uma grande contribuição social com esse trabalho.

Espero que a informação sobre o fenômeno do suicídio seja cada vez mais divulgada, sempre com muita responsabilidade e empatia. Que os sobreviventes, tanto tentantes quanto familiares, sejam respeitados como pessoas livres de estigmas. Que os profissionais de saúde mental ganhem visibilidade e que a sociedade os veja como ajuda acolhedora de quem não para de se atualizar para proporcionar um atendimento de qualidade. Que nosso país e nossos governantes entendam a importância de políticas públicas que abracem a pessoa em sofrimento emocional, com o olhar de transformação, acolhendo suas dores e promovendo o pertencimento social para os grupos de vulnerabilidade.

Agradeço a todos os que se dedicaram a esse trabalho e que continuam dedicando suas vidas à causa da prevenção do suicídio.

Referências

13 Reasons Why. Developed by Brian Yorkey. Los Gatos: Netflix, 2017-2020.

ABEPS – Associação Brasileira de Estudos e Prevenção de Suicídio. Disponível em: www.abeps.org.br. Acesso em: 10 ago. 2020.

Benevides, B. Precisamos falar sobre o suicídio das pessoas trans! *ANTRA Brasil*, Porto Alegre, 29 jun. 2018. Disponível em: https://antrabrasil.org/2018/06/29/precisamos-falar-sobre-o-suicidio-das-pessoas-trans/. Acesso em: 11 ago. 2020.

Bento, B. *A reinvenção do corpo:* gênero e sexualidade na experiência transexual. Rio de Janeiro: Garamond, 2006.

Burton, R. *The anatomy of melancholy*. Oxford: University of Oxford, 1621.

CVV – Centro de Valorização da Vida. Disponível em: https://www.cvv.org.br/. Acesso em: 10 ago. 2020.

Documentário "Suicídio – Assunto Urgente". *Rede Século* 21, Valinhos, 6 dez. 2018. Disponível em: https://www.rs21.com.br/noticias/documentario-suicidio-assunto-urgente/. Acesso em: 06 dez. 2018.

Documentário "Suicídio – Assunto Urgente" busca salvar vidas. *Rede Século* 21, Valinhos, 22 ago. 2018. Disponível em: https://www.rs21.com.br/noticias/documentario-suicidio-assunto-urgente-busca-salvar-vidas/. Acesso em: 11 ago. 2020.

Escóssia, F. Do efeito Werther ao efeito Papageno: um roteiro de leitura sobre o suicídio e o papel da mídia. *Gepesp*, São Paulo, 17 jul. 2018. Disponível em: https://gepesp.org/2018/07/do-efeito-werther-ao-efeito-papageno-um-roteiro-de-leitura-sobre-o-suicidio-e-o-papel-da-midia/. Acesso em: 11 ago. 2020.

Goethe, J. W. *Os sofrimentos do jovem Werther*. Tradução de Marcelo Backes. Porto Alegre: L&PM, 2018.

GONÇALVES, J. Suicídio indígena bate recordes. Mais do que opção, morte voluntária é consequência de uma existência em conflito, uma vida de quase-nada. *Trip*, São Paulo, 9 jan. 2018. Disponível em: https://revistatrip.uol.com.br/trip/suicidio-indigena-bate-recordes-morte-voluntaria-e-consequencia-de-uma-existencia-em-conflito. Acesso em: 11 ago. 2020.

OMS: suicídio é responsável por uma morte a cada 40 segundos no mundo. *Nações Unidas Brasil*, São Paulo, 12 set. 2016. Disponível em: https://nacoesunidas.org/oms-suicidio-e-responsavel-por-uma-morte-a-cada-40-segundos-no-mundo/. Acesso em: 11 ago. 2020.

SÉRIE Fragmentos: documentário *Suicídio* – assunto urgente. Série de Maura Âmbar. Valinhos: RS21 Play, 2018. Disponível em: https://www.youtube.com/playlist?list=PLd5KFSprWaLVPjeLSZhtSf7-G19as1A0u. Acesso em: 11 ago. 2020.

SOLOMON, A. *Um crime da solidão*: reflexões sobre o suicídio. São Paulo: Companhia das Letras, 2018.

SUICÍDIO – assunto urgente. Documentário de Maura Âmbar. Valinhos: RS21 Play, 2018. Disponível em: https://youtu.be/ZPjrsnYDvKc. Acesso em: 11 ago. 2020.

VALE, L. A. *E foram deixados para trás*: uma reflexão sobre o fenômeno do suicídio. São Paulo: Loyola, 2018.

Sobre as autoras do volume 1 e a organizadora da coleção

Maria Julia Kovács

Professora livre-docente sênior do Instituto de Psicologia da Universidade de São Paulo (USP), Departamento de Psicologia da Aprendizagem do Desenvolvimento e da Personalidade, Programa de Pós-graduação em Psicologia Escolar e Desenvolvimento Humano. Membro fundadora do Laboratório de Estudos sobre a Morte (LEM) e do projeto Falando de Morte: Filmes Didáticos sobre o Tema da Morte (Falando de Morte com Crianças, Adolescentes, Idosos, Profissionais de Saúde; Falando de Morte na Escola e Cuidados Paliativos e Morte com Dignidade). Autora dos livros: *Morte e desenvolvimento humano* (1992), *Educação para a morte: temas e reflexões* (2003) e *Educação para a morte: desafio na formação de profissionais de saúde e educação* (2003). Organizadora do livro: *Morte e existência humana: caminho de cuidados e possibilidades de intervenção* (2008). Docente da pós-graduação em Suicidologia: Prevenção e Posvenção, Processos Autodestrutivos e Luto, da Universidade Municipal de São Caetano do Sul (USCS).

Maura Âmbar

Também conhecida como Má Âmbar, é licenciada em Artes Visuais pela Claretiano, com extensão em Cinema e Filosofia, tendo como tema do Trabalho de Conclusão de Curso *A arte como veículo de inclusão para pessoas portadoras de deficiência*. Cursou, na Unicamp, como aluna especial, a disciplina de pós-graduação Introdução aos Estudos em Linguagens e Tecnologias, para a qual escreveu o artigo: *A linguagem como reflexo social: a importância da linguagem e da tecnologia diante do não pertencimento social da pessoa LGBTQI+*. Dirigiu o curta-metragem *Vinte – Pablo Neruda*, o documentário *Tattoo – quando a arte ocupa o corpo* e o documentário *Suicídio – assunto urgente*, sua obra de maior expressão. Má Âmbar é palestrante sobre o tema "Suicídio entre pessoas LGBTQIA+". É docente da pós-graduação em Suicidologia: Prevenção e Posvenção, Processos Autodestrutivos e Luto da Universidade Municipal de São Caetano do Sul (USCS).

Mônica Manir

Graduada em Jornalismo pela Escola de Comunicações e Artes da Universidade de São Paulo (ECA-USP). Fez mestrado e doutorado em Bioética no Centro Universitário São Camilo, em São Paulo, e, atualmente, cursa o pós-doutorado em Ética em Medicina na Faculdade de Medicina da Universidade de São Paulo (FM-USP). Foi editora da revista *Crescer* (Globo), editora da revista *Nova Escola* (Fundação Victor Civita), editora da revista *Claudia* (Abril), repórter e editora do caderno Aliás do jornal *O Estado de S. Paulo* e repórter especial do mesmo jornal. Atualmente, escreve reportagens como *freelancer* para a revista *Piauí*. Tem experiência na área de Comunicação, com ênfase em Ciência, Saúde, Educação e Comportamento. É docente da pós-graduação em Suicidologia: Prevenção e Posvenção, Processos Autodestrutivos e Luto da Universidade Municipal de São Caetano do Sul (USCS).

Nely Aparecida Guernelli Nucci

Mestre em Psicologia pela Pontifícia Universidade Católica de Campinas (PUCC). Doutora em Psicologia pela Universidade de São Paulo (USP). Certificação pela Sociedade Brasileira de Psico-oncologia e pela Associação Latino-americana de Psicologia da Saúde. Atuou na rede básica de saúde e no hospital Mário Gatti, em Campinas (SP), onde implantou o

Serviço de Psicologia no Centro de Oncologia. Supervisora de estágios em Psicologia da Saúde, docente e tutora na Residência Multiprofissional em Saúde da PUC-Campinas. Autora de livros e artigos nas áreas de Oncologia, Cuidados Paliativos, Morte/Luto. É docente da pós-graduação em Suicidologia: Prevenção e Posvenção, Processos Autodestrutivos e Luto da Universidade Municipal de São Caetano do Sul (USCS).

Karina Okajima Fukumitsu

Psicóloga (CRP 06/43624), Gestalt-terapeuta e psicopedagoga. Tem doutorado e pós-doutorado em Psicologia pelo Instituto de Psicologia da Universidade de São Paulo (USP). É mestre em Psicologia Clínica pela Michigan School of Professional Psychology (EUA). É coordenadora e docente da pós-graduação em Suicidologia: Prevenção e Posvenção, Processos Autodestrutivos e Luto da Universidade Municipal de São Caetano do Sul (USCS) e do Programa RAISE: Ressignificações e Acolhimento Integrativo do Sofrimento Existencial. É, ainda, cocoordenadora da pós-graduação Abordagem Clínica e Institucional em Gestalt-terapia da Universidade Cruzeiro do Sul (Unicsul) e membro efetivo do Departamento de Gestalt-terapia do Instituto Sedes Sapientiae. Suas pesquisas enfatizam os processos autodestrutivos, a prevenção do suicídio, a posvenção e o acolhimento da vida. Administradora do grupo do Facebook "Suicídio: prevenção e posvenção no brasil" e das páginas: "Enlutamento por suicídio no Brasil" e "Suicídio: prevenção e posvenção no Brasil". É autora de diversos livros, entre os quais se destacam: *Programa RAISE: gerenciamento de crises, prevenção e posvenção do suicídio em escolas* (Phorte Editora); *Sobreviventes enlutados por suicídio: cuidados e intervenções* (Summus); *A vida não é do jeito que a gente quer*; *Suicídio e luto: histórias de filhos sobreviventes*; *Suicídio e Gestalt- terapia*; *Perdas no desenvolvimento humano: um estudo fenomenológico* (todos publicados pela Lobo Editora). É a organizadora desta coleção.

Sobre o Livro
Formato: 14 x 21 cm
Mancha: 9,6 x 15,9 cm
Papel: Offset 90g
nº páginas: 200
1ª edição: 2021

Equipe de Realização
Assistência editorial
Liris Tribuzzi

Edição de texto
Gerson Silva (Supervisão de revisão)
Jéssica Ferraz (Preparação do original e copidesque)
Fernanda Fonseca (Revisão)

Editoração eletrônica
Évelin Kovaliauskas Custódia (Capa, projeto gráfico e diagramação)
Cybele Sakai (Ilustração de capa)

Impressão
Edelbra Gráfica